JN260714

ここが知りたかった

向精神薬の服薬指導

Instructions of Psychotropic by the Pharmacists : You just wanted to know
©Nankodo, Co., Ltd., 2012
Published by Nankodo Co., Ltd., Tokyo, 2012

ここが知りたかった
向精神薬の服薬指導
竹内 尚子

南江堂

はじめに

　厚生労働省は2011年に地域医療の基本方針となる医療計画に盛り込むべき疾病として「がん，脳卒中，急性心筋梗塞，糖尿病」の4大疾病に，新たに「精神疾患」を加えて「5大疾病」とする方針を決めました．現在，精神疾患の患者数は300万人を超え，さらにうつ病や認知症の患者数は年々増加しており，重点的な対策が必要と判断されたためです．すでに精神科医療への敷居を低くする動きも起きており，大都市では各駅前に精神科クリニックがみられるようになりました．

　一昔前までは精神科で処方される向精神薬は粉薬で院内調剤と決まっていましたが，現在は多くの精神科クリニックで院外処方せんを発行しています．そのために多くの薬剤師が精神疾患患者さんの処方せんを応需した経験を持っており，その服薬指導に際して「症状をどこまで聞いてもよいのか」「こちらの説明は理解されているのか」「適応外処方が多く，的外れな説明となっていないか」などの不安を持ちながら，患者さんに対応している話をしばしば聞くようになりました．

　本書の内容は大きく2つに分かれ，前半では精神疾患患者さんが初診時，あるいは2，3回目と続けて来局され，そのつど症状が変わっていく過程を想定し，それぞれのタイミングで推奨される質問や服薬指導のポイントを記載しました．各症例ごと確認すべき事項をあげていますが，紙面の都合上，患者さんからの仮想の返答を1つに絞って展開しています．実際には，ここまで一度には確認できない場合もありますので，患者さんの状況に合わせて質問を選んでください．

　2000年以降海外から多くの向精神薬が導入され，精神科の薬物治療は様変わりしました．効果の幅が広く，副作用が少ないという特徴を持った医薬品が登場したことにより，さらに多様化した薬物治療に向けて，本書の後半ではより理解を深めるよう簡単な薬理解説を行い，付録の薬剤便覧も設けました．前半の症例であげた処方が他の医薬品に置き代わった時に，どの点に着目すればよいか考える際にご利用ください．

　薬剤師が，精神疾患患者さんにとって薬物治療を進めるうえでのよきパートナーとなれるよう，本書がお役にたてれば幸いです．

　最後に本書の発行に際し，私をこれまで育ててくださった多くの先生方，たくさんの経験を積ませてくださった患者様，そしてご協力いただきました南江堂の諸氏に心より感謝申し上げます．

2012年9月

竹内　尚子

目 次

I 向精神薬の服薬指導がわかる … 1

- 症例 1-1　うつ病　〜初来局〜 ──────────── 2
- 症例 1-2　うつ病　〜来局2回目〜 ─────────── 6
- 症例 1-3　うつ病　〜来局3回目以降〜
  - （仮定1）処方が増量された場合 ──────────── 10
  - （仮定2）副作用で薬剤変更の場合 ─────────── 12
  - （仮定3）効果不十分で薬剤追加の場合 ───────── 16
- 症例 2　うつ病　再発　〜副作用で困っている例〜 ───── 20
- 症例 3　うつ病　〜難治例・多剤併用〜 ─────────── 24
- 症例 4　うつ病　〜難治例・非定型抗精神病薬併用〜 ──── 28
- 症例 5　うつ病　〜不眠の訴えが強い例〜 ────────── 32
- 症例 6　双極性障害　躁状態 ──────────────── 36
- 症例 7　双極性障害　うつ状態 ─────────────── 40
- 症例 8-1　不眠症　〜初来局〜 ─────────────── 44
- 症例 8-2　不眠症　〜来局2回目〜
  - （仮定1）処方が増量された場合 ──────────── 48
  - （仮定2）効果不十分で薬剤変更の場合 ────────── 52
- 症例 8-3　不眠症　〜3ヵ月後，症状改善により薬剤中止〜 ── 56
- 症例 9　レストレスレッグス症候群 ───────────── 60
- 症例10-1　統合失調症　〜初発で，本人と家族に指導〜 ─── 64
- 症例10-2　統合失調症　〜来局2回目〜 ──────────── 68
- 症例10-3　統合失調症　〜3年後，コンプライアンス悪化により症状悪化傾向〜 ────────────────────────── 72
- 症例11　統合失調症　〜薬剤切り替え中〜 ────────── 76
- 症例12　統合失調症　〜難治例・多剤併用〜 ───────── 80
- 症例13　統合失調症　〜気分安定薬併用〜 ────────── 84
- 症例14　パニック障害　〜初来局〜 ──────────── 88
- 症例15　社会不安障害　〜初来局〜 ──────────── 92
- 症例16　強迫神経症　〜初来局〜 ───────────── 96
- 症例17　せん妄　〜非定型抗精神病薬による治療〜 ──── 100
- 症例18-1　認知症　〜初来局，中核症状に対する初期治療〜 ── 104
- 症例18-2　認知症　〜1年後，中核症状に対する継続治療〜 ── 108

| 症例19 | アルコール依存症　〜初来局〜 | 112 |
| 症例20 | 適応障害　〜初来局〜 | 116 |

II 向精神薬の薬理がわかる … 121

1. 三環系抗うつ薬（TCA） ― 122
2. 四環系抗うつ薬 ― 128
3. 選択的セロトニン再取り込み阻害薬（SSRI） ― 132
4. セロトニン・ノルアドレナリン再取り込み阻害薬（SNRI） ― 136
5. その他の抗うつ薬（スルピリド，SARI，NaSSA） ― 139
6. 定型抗精神病薬 ― 143
7. セロトニン・ドパミン遮断薬（SDA） ― 148
8. 多元受容体作用抗精神病薬（MARTA） ― 153
9. 部分作動薬 ― 157
10. ベンゾジアゼピン系薬 ― 160
11. その他の睡眠薬（バルビツール酸系，ラメルテオン） ― 167
12. 気分安定薬 ― 172
13. 認知症治療薬 ― 176

付録　薬剤一覧 ― 181

参考文献・資料 ― 221

索　引 ― 223

I
向精神薬の服薬指導がわかる

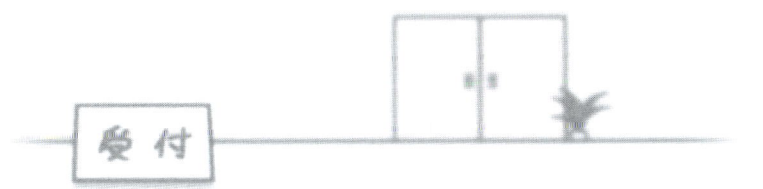

症例 1-1

うつ病
~初来局~

― 処 方 例 ―

ジェイゾロフト錠25mg　1回1錠，1日1回 夕食後 7日分

レンドルミン錠0.25mg　1回1錠，1日1回 就寝前 7日分

1 患者さんの背景

● 23歳女性　初来局

初回質問表より

体　質：花粉症，風邪をひきやすい．
アレルギー歴・副作用歴：特になし．
他科受診：現在はなし．
併用薬：PL配合顆粒を常備し，風邪のひき始めに飲むようにしている．
嗜好品：健康食品・サプリメント…なし／たばこ…なし／お酒…誘われた時だけ／コーヒー・お茶…1日4~5杯．
生活上の注意：特記事項なし．
妊娠・授乳：なし．

2 処方せんの背景

● ジェイゾロフト　【塩酸セルトラリン】

　選択的セロトニン再取り込み阻害薬（selective serotonin reuptake inhibitor：SSRI）で軽度~中等度のうつ病に処方される．パニック障害にも適応がある．成人の場合には25mg/日の初期用量から開始し，維持量は50~100mg/日であるため，安全性に問題がなければ1週間ごとに25mgずつ増量

し，100mg/日まで漸増可能．一度は最高用量まで増量し，副作用が認められたらすこしずつ減量する．SSRIの中ではセロトニン（5-HT）/ノルアドレナリン（NA）比は高く，5-HT選択性は高い．また，投与初期の嘔気，アクチベーションシンドローム（不安，焦燥，興奮，易刺激性，攻撃性，軽躁など）の発現率がSSRIの中で低いため，初発うつ病の第一選択薬となる．さらに薬物代謝酵素への影響が少ないため，他剤併用患者にも使用しやすい．服薬開始から2週間ほど経過すると効果を感じ始め，確実に実感できるのは4週間後といわれている．症状の改善が認められたら，その時点の量を維持量とする．

● レンドルミン 【ブロチゾラム】

ベンゾジアゼピン系睡眠薬．短時間作用型（半減期約7時間）．入眠障害，中途覚醒などに処方される．半減期が短いことから，翌日への持ち越しが少ない半面，前向性健忘を発現しやすい．ふらつきにも注意が必要．

3 処方せんから考えられる疾患

➡ うつ病，パニック障害

ジェイゾロフトの適応から，上記2疾患が考えられる．睡眠導入薬が処方され，日中の抗不安薬が処方されていないことから，うつ病の可能性が高いことが推測される．

パニック障害では日中の症状緩和や発作予防を鑑み，SSRIに加えて，ベンゾジアゼピン系抗不安薬が頓服として併用されることが多い．

4 患者さんに確認すること

❶ 初回質問表の記載事項の確認
❷ 今回の処方薬ははじめての服用であるかどうか
❸ 今回の症状で，いままでに服薬していたのかどうか
❹ 患者さんの症状

処方せんと初回質問表からでは疾患を特定できないため，症状を確認する．うつ病の患者さんは，眠れない，考えられない，憂うつなど，うつうつとした状態を話してくれることが多い．パニック障害の患者さんは，パニック発作が起きたといった具体的な表現ではなく，調子が悪いなど抽象的に表現する場合もある．はじめての指導時にすべて聞き出すことは難しい場合もあるので，無理はしないこと．

❺ 医師からの診断，予後など病状に対する説明
❻ 医師の薬に対する説明，特に睡眠導入薬は常用するようにいわれたか，頓服でも可といわれているか

患者さんの 答え（例）

❷❸ 服薬ははじめて．
❹ 眠れない．4月から就職して張り切っていたが，7月初旬から調子が悪く，いつもだるい．人前での報告発表が嫌でしかたない．食欲もない．今回のような症状ははじめて．内科に受診したが問題ないといわれ，様子をみていた．よくならないので，家族に勧められて受診した．
❺ 先生からは，慣れない仕事で緊張したり，環境が変わったことが原因の軽いうつ状態といわれた．仕事は休まなくてよいが，無理しないようにいわれている．
❻ 薬をしばらく飲むようにいわれたけれど，癖にならないか心配である．

5 服薬指導のポイント

> SSRIの効果は発現に時間が必要とされるため，患者さんはすぐに実感できない．その反面，副作用はすぐに現れるので，ノンコンプライアンスに陥りやすい時である．ノンコンプライアンスによる治療からの脱落を防ぐ服薬指導をしよう．

1）いまの状態は薬を飲むことで，必ず改善される．いろいろな薬があるうえ相性もあるため，医師の指示を守って飲むこと．副作用があったり，いつもと違うと感じた時にはいつでも連絡してほしい．
2）服薬始めに嘔気を感じることがある．飲み続けることで身体が薬に慣れてくるので，そのまま服薬を続けるようにする．嘔吐があった場合は，医師または薬剤師に連絡してほしい．
3）効果を実感できるまでに時間がかかる（うつ病で2週間）ので，その日の調子から自己判断で服薬を中断しないこと．
4）今回は副作用を考慮して少量から開始，問題なければ今後投与量は増えていくので，焦らずに治療を続けることが大切である．
5）うつ状態が改善されることで，不眠が改善される可能性は高い．睡眠導入

薬は必要なくなれば中止できるので，眠れない時には無理をせず薬に頼るのもひとつの方法である．
6）その日の様子で睡眠導入薬を飲んだり飲まなかったりするより，かえって常用して睡眠の習慣を身につけるほうが，負担も少なく改善する．
7）お酒は睡眠の質を悪くし，さらに今回の薬では効果を高めてしまい副作用が発現しやすくなるので控えること．
8）不眠は生活をすこし変えてみることで改善される場合もある．試しにコーヒー・お茶を夜遅くに飲まないようにするのもよいかもしれない．
9）服薬を続けていて，不眠が強まったり，イライラ感が出てくるような場合は，医師や薬剤師に連絡する．
10）PL配合顆粒と今回の薬を一緒に飲むと，眠気が強まるので注意する．

はじめての服薬指導時に上記のすべてを無理に話す必要はない．うつ状態の重篤な時には，認知機能や思考にも障害があり，多くの情報を整理しきれない．
1），2），3），9）は初回時に指導することが望ましいが，その他は次回以降でもよいという余裕を薬剤師側も持つようにする．

エキスパート薬剤師からの一言

　初発のうつ病では，この患者さんのように身体症状を気にして，最初は内科を受診する方が少なくありません．内科的に問題がないとわかり，はじめて精神的な問題として捉え，精神科を受診されます．また眠れないことを一番に訴えており，だるく，食欲もない状態の原因が眠れないことにあると考えている可能性もあります．医師の診断はどのようであったか，患者さんはそれをどのように捉えているのか確認しながら，服薬指導を行います．

Break Time

うつ病は几帳面で責任感が強く，仕事だけでなく何事にも律義な人がかかりやすいと考えられています．このような性格の人がうつ病にかかった場合，まず自分がだらしない，しっかりしていないから患ったと考え，自らを責めます．また悪いほうに物事を捉えがちであるため，このまま病気が治らないのではないかという焦燥感を持ちつつ，病気について人に話さないでひとりで抱え込んでしまいます．このような患者さんに対する抗うつ薬の服薬指導では，効果と副作用を同じように伝えたとしても，記憶に強く残るのは副作用の情報で，効果についても発現に時間がかかるというネガティブな情報であることも理解しておきましょう．治療によって必ず治ることを保証し，治療に対する意欲，興味を促しましょう．

症例 1-2　うつ病　〜来局2回目〜

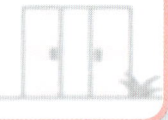

－ 処 方 例 －

- ジェイゾロフト錠　25mgから50mgに増量

ジェイゾロフト錠25mg　1回2錠，1日1回 夕食後 7日分

レンドルミン錠0.25mg　1回1錠，1日1回 就寝前 7日分

1 患者さんの背景

- 23歳女性　来局2回目

前回確認できたこと

- 就職し約3ヵ月ほどして調子が悪い，だるい，食欲がない，眠れないなどの症状が出た．人前での発表は緊張し，冷や汗もひどい．今回のような症状ははじめてで，内科では問題ないといわれたがよくならないため，家族に勧められて受診した．
- 服薬ははじめてである．医師からは慣れない仕事で緊張したり，環境が変わったことが原因と説明．仕事は休まなくてよいが無理しないようにし，しばらく服薬して様子をみるようにいわれている．

2 処方せんの背景

- ジェイゾロフト　【塩酸セルトラリン】
「症例1-1」の「処方せんの背景」(p2) を参照．

3 処方せんから考えられる疾患

➡ うつ病

前回患者さんよりうつ病である確認はできている．もし確認できていなくともジェイゾロフトが今回増量され，一方で抗不安薬は追加されていないことからも，うつ病と判断することができる．

前回と同様の薬剤が処方されたことから，安全性には問題ないと医師が判断していることがわかる．ジェイゾロフトが増量されたのは，治療効果が得られるまで増量するためである．レンドルミンは効果が認められ，継続的に服薬することを医師が指導していると考えられる．

4 患者さんに確認すること

1. 吐き気，イライラ感，不安感の増強など，ジェイゾロフトによる副作用の有無
2. 症状の変化
   だるさが和らいだ感じがあるか，眠れるようになったか，その他ジェイゾロフトが効いてきた感覚はあるか，など具体的に確認したほうが答えやすい．
3. レンドルミンの効果は実感できているか
   具体的に睡眠時間を服薬前と比較して確認できるとよりよい．
4. レンドルミンの副作用（翌日の眠気，ふらつき，めまいなど）の有無
5. 2剤のコンプライアンス，特にレンドルミンは毎日服薬していたか
6. 服薬に対する患者さんの気持ちを確認する
   向精神薬，特に睡眠薬に対して罪悪感を持っている患者さんは意外と多いので，患者さんの気持ちを聴き出し誤解を解く．
7. 前回確認できなかった事項について

患者さんの 答え（例）

1. 吐き気は2～3日続いた．不安感はない．
2. 体調は変わらないが，睡眠薬を飲んだ時はすぐに眠れた．
3. 飲むと5～6時間は眠れた．
4. 翌日はまだ眠気がありすっきりしないが，薬の副作用かどうかはわからない．
5. 抗うつ薬はすべて飲んだ．睡眠薬は眠れそうもない時だけ飲んだので，

> 半分残っている．
> 6 癖になりそうなので，なるべく薬は飲みたくないが，早く治りたいのでいまは飲んでいる．

5 服薬指導のポイント

> そろそろSSRIの効果を感じられる時期にあることを伝えよう．何となくの変化だが，気づきがあれば薬識*の高まりにつながる．増量による副作用やアクティベーションシンドローム（賦活症候群）にも注意．

*薬識：薬が効くことによって，自分自身にプラスの思考や身体が楽になるなどの変化を実感すること

1）今回の増量により，また嘔気などの消化器系の副作用を発現する可能性はあるので，増量後1～2回の服薬は注意してほしい．前回同様，服薬を続けることで治ってくるはずなので心配しないで様子をみる．
2）そろそろ抗うつ薬の効果が感じられるようになる時期である．信じて服薬を続けてほしい．
3）1回50mgの服薬はまだ少ない用量である．症状に合わせて，1度は100mgまで増量することが多い．副作用は患者さんと薬との相性によってさまざまであるので，我慢しないで伝えてほしい．
4）しばらく服薬は続くので，他の薬を飲む際にはあらかじめ医師や薬剤師に相談したほうがよい．
5）急に止めると，状態が服薬前より悪くなる薬がある．いま飲んでいる薬もその傾向があり，急な中断により不安・抑うつ感の悪化や焦燥感の出現がみられることがある．服薬の調整は必ず医師の指示に従うこと．
6）睡眠がとれないと疲れやすかったり，集中力が落ちるなど，日常生活に弊害が出てくる．またうつ状態から不眠になることがあるが，眠れないことを気にしすぎてうつ状態になることもある．現在の睡眠導入薬は以前のものとは違い，過度な増量をしなければ効かなくなることはない．ある期間は定期的に服用し，十分に睡眠がとれるようになれば，その後は徐々に減量し中止することもできるので，眠れない日が続いているような状態であれば，しばらくは毎日服薬することが望ましい．
7）前回，説明できなかったことを指導する．

エキスパート薬剤師からの一言

　向精神薬に対して，"身体によくないものなので，はやく止めたい"というような想いを抱いている患者さんには，このまま指示どおり飲んでもらえば効果が実感できるかもしれないことを伝え，本人の治療意欲を高めます．

　中途半端な治療では再燃しやすくなるため，服薬に対する考えを是正していく必要があります．そのためには薬識を持ってもらうことが大切です．

　まずSSRIについては嘔気を感じながらも指示どおり飲んでくれたことに対し，患者さんに労いの言葉をかけましょう．

> **Break Time**　うつ病とは，多くの人がかかる疾患であり珍しい病気ではないこと，身体の病気であること，治療（多くの場合は薬物治療）でよくなることなども伝えて，治療に対して意欲を持ってもらうことが大切です．
>
> 　うつ病の患者さんは，お互いが慣れるまでは会話の続かないこともあります．オープンクエッションで聴いても思考抑制から，考えがまとまらず，何も答えてもらえないこともあります．はじめての時にはYES，Noで答えられる程度の簡単な質問を選ぶと，ほっとされる患者さんもいることを念頭に置きましょう．

症例1-3 うつ病
〜来局3回目以降〜

（仮定1）処方が増量された場合

― 処 方 例 ―

- 処方が今後，25mgずつ，100mg/日まで増量される可能性あり

ジェイゾロフト錠25mg　1回3錠，1日1回 夕食後 7日分
レンドルミン錠0.25mg　1回1錠，1日1回 就寝前 7日分

1 患者さんの背景

- 23歳女性　来局3回目以降

前回までに確認できたこと

- 嘔気はあったが，2〜3回まで．続けていくうちに治まった．イライラ感なし・不安感の増強もなかった．
- だるさは変わらない．薬の効いている実感もまだない．睡眠薬を飲んで，すこし眠っている時間は長くなった．
- いまは薬を飲んででも早く治りたい．自分がどうしてこうなったのか，よくわからない．こんなことははじめて．精神科の薬はよくないとも聞いているので，長く飲むのは不安だけどいまはしかたない．
- 仕事は続けている．日中の眠気はなく，問題はない．

2 処方せんの背景

「症例1-1」の「処方せんの背景」（p2）を参照．

3 処方せんから考えられる疾患

「症例1-1, 1-2」の「処方せんから考えられる疾患」(p3, 7) を参照.

4 患者さんに確認すること

❶ 症状の変化について, 抗うつ薬の効果を感じられるようになっているか, 何らかの変化を実感できているか
❷ 副作用について, 増量のタイミングごとに, 嘔気が発現したかどうか
　　服薬を続けていることで, 増量しても嘔気などの発現はない可能性もある. うつ症状の改善に伴い, 睡眠薬の翌日への持ち越しにより眠気や頭痛が現れる可能性もある.
❸ 自殺関連行動の発現は認めていないか

5 服薬指導のポイント

1) 薬の効果は4週間くらいで現れるので, 続けて服薬することで必ず現れることを保証する. また改善傾向がみられたら, その量を維持量として安定するまで少なくとも1〜2ヵ月は続けて服薬する.
2) 増量のタイミングごとに嘔気発現の可能性はあるので注意してほしい. ただこれまでのように, 1〜2回の服薬で慣れてしまうことも多い.
　　逆に不安やイライラ感が増したり, 怒ったり, 感情が高ぶることがあれば, すぐに連絡してほしい.
3) 100mgまで増量しても, 効果がはっきりしない時には薬の変更の可能性がある. 相性の合う薬は必ずある. 服薬の減量は自己判断せずに, 医師の指示に従うこと.

Break Time　薬剤の量が増やされても症状に変化がなく, よくならないと患者はこのまま治らないのではないかと, 不安や焦りがさらに増長されます.
　　薬剤には相性があること, 必ず相性の合うものがみつかることを強調しましょう. やや改善がみられ行動力が出てきている患者では, 将来を心配して自殺行動に走る場合がありますので, 注意が必要です.

症例1-3 うつ病 〜来局3回目以降〜

(仮定2) 副作用で薬剤変更の場合

― 処 方 例 ―

- ジェイゾロフト錠からトレドミン錠へ変更

トレドミン錠12.5mg　1回1錠，1日2回 朝夕食後 7日分

レンドルミン錠0.25mg　1回1錠，1日1回 就寝前 7日分

---

1 患者さんの背景

「症例1-3」の「仮定1」の「患者さんの背景」(p10) を参照.

2 処方せんの背景

● トレドミン 【ミルナシプラン塩酸塩】

セロトニン・ノルアドレナリン再取り込み阻害薬（serotonin noradrenaline reuptake inhibitor：SNRI）で軽症〜中等症のうつ病に処方される．1回25mg，1日1回から開始し，100mg/日まで増量可．2〜3回に分けて食後投与．高齢者には60mg/日までとする．三環系抗うつ薬など従来の薬剤に比べて心循環器系の副作用の少ないことや，薬物代謝におけるCYP3A4の関与はごくわずかであり，相互作用の少ないことが特徴である．効果の面では，三環系抗うつ薬よりやや弱いといわれている．

3 処方せんから考えられる疾患

➡ うつ病

トレドミンの効能効果は「うつ病・うつ状態」のみである．

4 患者さんに確認すること

1. 薬の変更の理由を理解しているか．副作用によるものとしたら，その症状はいまはどのような状況か
2. うつ症状の変化があるか．ジェイゾロフトの効いてきた感じはあったのか．レンドルミンの効果はどうか
3. コンプライアンスについて．残薬の有無，特に睡眠薬は毎日飲んでいるのか
4. ジェイゾロフトの増量により嘔気はあったのか
5. 睡眠薬による残眠感，ふらつきなどは発現していないか
6. 前回確認できなかったこと

患者さんの 答え(例)

1・4 ジェイゾロフトの増量により嘔気が続いたこと，また動悸があった．医師は症状の可能性もあると話したが，本人が気になるので薬を変えてもらった．
2 抗うつ薬の効果はまだ実感していない．睡眠薬はよく効いている．
3 毎回飲んでいた．動悸がでたのは昨日と今日で，抗うつ薬もいつもどおり飲んだ．

5 服薬指導のポイント

> 薬に対する不安感，不信感を抱かないように説明しよう．相性のよい治療薬に，必ず出合えることを保証することを伝えよう．

1) 薬を変えているので，嘔気の発現する可能性はある．2～3回で治まってくると思われるが，続くようであれば連絡すること．
2) 動悸は副作用なのか，症状なのかはっきりしていないようだが，今回の薬は心臓への影響は少ないといわれているものなので様子をみてほしい．動悸が続くようであれば早めに連絡すること．
3) 薬との相性は誰にでもあるものなので根気よく探していく．飲みながら探すので時間はかかるが，必ず症状に合った副作用の少ないものがあるので，焦

らないこと.
4）薬剤の切り替えにより，不安・焦り，いらいら，めまいなどがひどくなるようであれば早めに連絡すること.
5）睡眠薬は，いままでどおり変更なく1回1錠の服薬を続けること.

エキスパート薬剤師からの一言

　抗うつ薬は副作用の多い薬剤です（下の"Break Time"参照）．飲み始めの嘔気や眠気は慣れがあるのでまずは飲み続けてもらいますが，その他の副作用については我慢せずに薬剤を変更していくことも治療のひとつの方法です．
　今回の場合，動悸は症状のひとつである可能性があり，そうならば薬の効果はまだ現れていないことになりますので，薬剤を切り替えたほうがよいと医師は判断したと考えられます．トレドミンは循環器への影響の少ない薬剤です．そのことを伝え，患者さんに安心して治療を続けてもらうことが必要な対応です．

Break Time

患者さんが不信感を持ってしまうと，治療は進みづらくなります．薬に対する患者さんの不安感，不信感を聞き出し，一緒に具体的な解決策を考えましょう．安心して服薬が続けられるようにサポートすることが大切です．

抗うつ薬の薬理作用と副作用症状

薬理作用	副作用
抗コリン作用	口渇，便秘，尿閉
抗α_1作用	起立性低血圧，鎮静
キニジン様作用	QT延長，心毒性
抗H_1作用	眠気，体重増加
抗D_2作用	振戦
5-HT_3受容体刺激	嘔気・嘔吐，下痢
5-HT_2受容体刺激	性機能障害
ノルアドレナリン受容体刺激	頭痛，血圧上昇

α_1：アドレナリンα_1，D_2：ドパミンD_2，H_1：ヒスタミンH_1，5-HT_2：セロトニン5-HT_2，5-HT_3：セロトニン5-HT_3

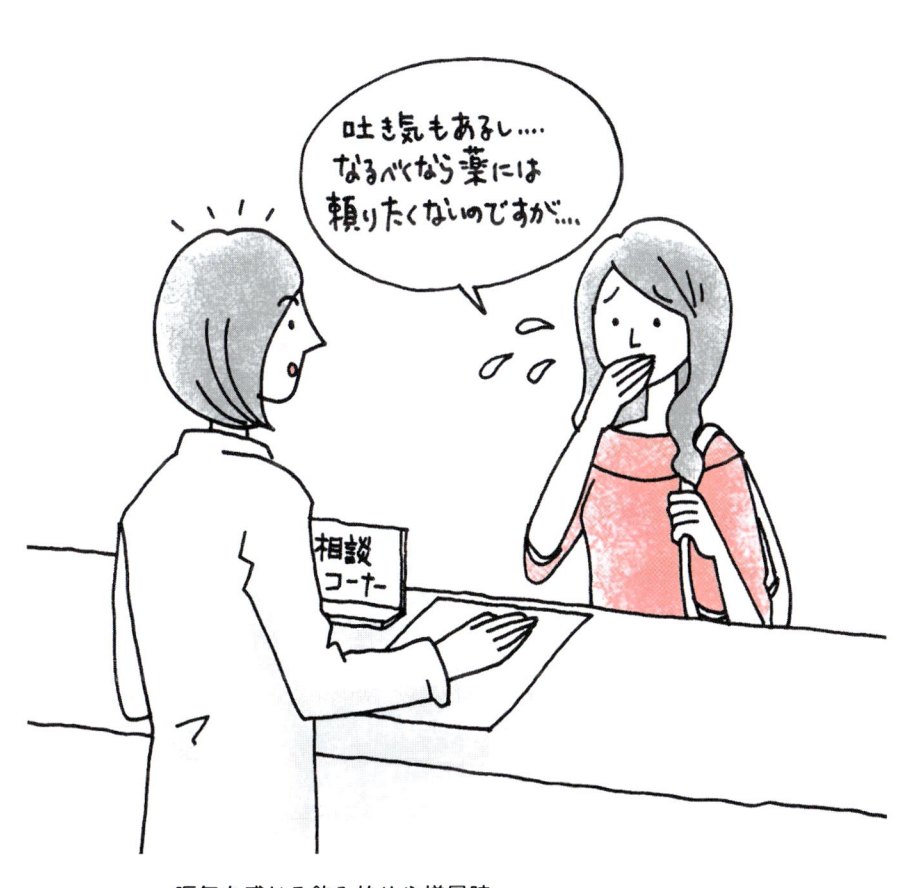

症例1-3．うつ病　〜来局3回目以降〜（仮定2）

吐き気もあるし….
なるべくなら薬には
頼りたくないのですが….

嘔気を感じる飲み始めや増量時
　　ちゃんと服薬してくれたことに
　　　　　労いの言葉を

症例1-3 うつ病 〜来局3回目以降〜

（仮定3）効果不十分で薬剤追加の場合

- 処 方 例 -

- リフレックス錠が追加

ジェイゾロフト錠25mg　1回2錠, 1日1回 夕食後 7日分
レンドルミン錠0.25mg　1回1錠, 1日1回 就寝前 7日分
リフレックス錠15mg　1回1錠, 1日1回 就寝前 7日分

1 患者さんの背景

「症例1-3」の「仮定1」の「患者さんの背景」（p10）を参照.

2 処方せんの背景

● リフレックス【ミルタザピン】

ノルアドレナリン作動性・特異的セロトニン作動性抗うつ薬（noradrenergic and specific serotonergic antidepressant：NaSSA）．従来の抗うつ薬とは異なる作用機序（Ⅱ-「5. その他の抗うつ薬」の**図2**，p139参照）も持ち，別に分類される．

15mg/日から開始し，15〜30mg/日，1日1回就寝前投与．45mg/日まで漸増可能．効果発現が速く，また臨床試験では国内ではじめてプラセボ対照比較試験で有意に効果のあることが示された．

副作用では強い眠気，体重増加，投与初期に現れやすい肝機能検査値異常などが特徴的である．

3 処方せんから考えられる疾患

➡ うつ病
リフレックスの効能効果は「うつ病・うつ状態」のみである．

4 患者さんに確認すること

1. 今回の薬追加の理由を知っているのか，またどのように理解しているのか
2. リフレックスについて医師からはどのように説明を受けているのか
3. （うつ症状の変化があるか）ジェイゾロフトの効いてきた感じはあったのか，レンドルミンの効果はどうか
4. （コンプライアンスについて）残薬の有無．特に睡眠薬は毎日飲んでいるのか
5. ジェイゾロフトの増量により嘔気はあったのか
6. 現在の状況について，焦りや不安が強いのかどうか

患者さんの 答え(例)

1　5　効果が実感できないが，前回増量時の嘔気はつらかったので，また嘔気が強くなるのは避けたいと医師に話した．
2　いままでとは作用の仕方が違うが，抗うつ薬と聞いている．
3　4　どちらも毎日飲んでいるが，抗うつ薬の効果はまだ実感していない．睡眠薬はよく効いている．
6　焦っているつもりはないが，治るのか不安ではある．

5 服薬指導のポイント

> 追加された薬剤の効果の違いをわかりやすく説明しよう．薬剤追加に伴う注意点，副作用の対処方法を伝える．

1）まだ効果不十分との判断で，薬が追加された．
2）抗うつ効果はすぐには現れないが，リフレックスは抗うつ薬の中では効果発現は速い薬剤である．
3）薬とは相性があるものなので，医師が選んでいるが，続けていれば必ず相性がよいものと出合えるので焦らないでほしい．
4）リフレックスでもっとも現れやすい副作用は眠気であるが，今回は就寝前の服薬なので副作用を感じるよりは，その効果により十分睡眠が取れるようになるかもしれない．

5）翌朝，眠気が残っていたり，ふらつくようであったら連絡してほしい．
6）便秘，だるさ，口渇も薬が増えることで出やすくなるので，ひどいようであれば市販の下剤を飲んだり，ガムをかんだり水分をとることで調整しても問題ない．

エキスパート薬剤師からの一言

　本来は75〜100mg/日まで増量して治療効果をみることがガイドラインに従った治療法です．しかし今回は嘔気があり，患者が増量を拒んでいることからミルタザピンが追加になりました．一般的に追加の薬剤には前に処方されていた薬剤とは別の作用機序のものが選ばれます．作用の違いをわかりやすく説明し治療に興味を持ってもらいましょう．さらに今回は嘔気やその他の副作用も少ない薬剤が選ばれていますのでその点も伝えると，安心が深まるでしょう．

　また最初の治療薬でうまくいかないことに，患者さんが焦っている場合があります．ミルタザピンは鎮静作用もあるため，落ち着いて身体を休めてもらうのに一役買います．

Break Time

なかなか薬が効いてこないことに焦りを感じている患者さんもいます．1日の生活リズムを確認し，無理なく過ごしているのかを確認しましょう．本人は自覚していなくとも職場で病気のことを話していないために無理をしている場合もあります．身体を休めることも服薬以上に大切であることを理解してもらいましょう．

身体をゆっくり休めることも

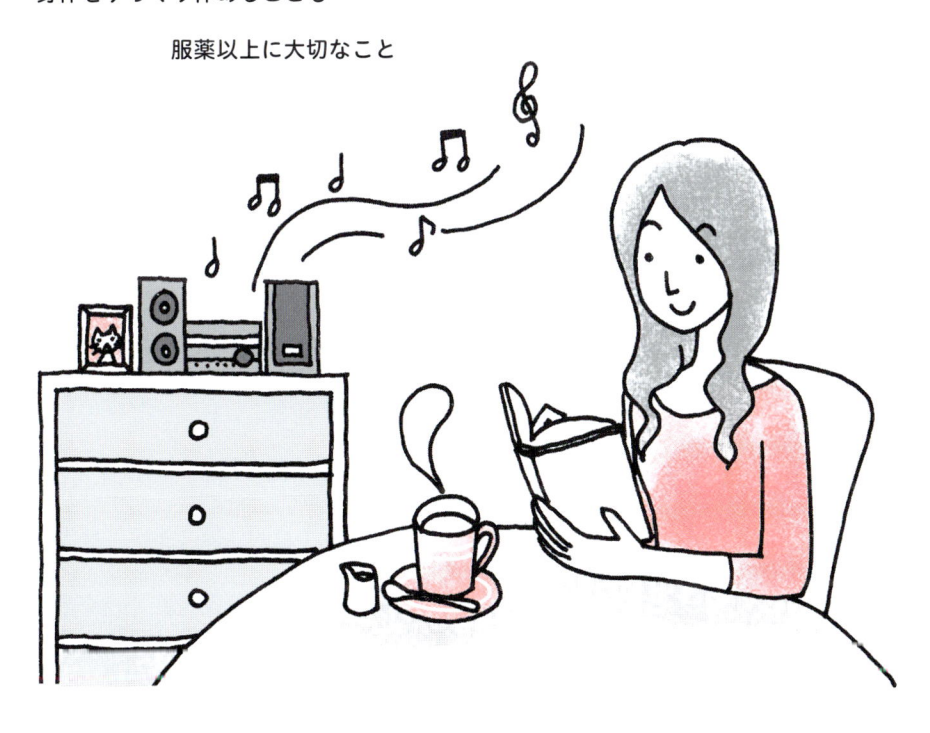

　　　服薬以上に大切なこと

症例2　うつ病　再発
～副作用で困っている例～

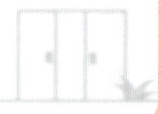

－ 処 方 例 －

- トフラニール錠　10mgから25mgに増量，プルゼニド錠が追加

トフラニール錠25mg　1回1錠，1日3回 毎食後 7日分
ワイパックス錠1.0　1回1錠，1日3回 毎食後 7日分
アモバン錠7.5　1回1錠，1日1回 就寝前 7日分
プルゼニド錠12mg　1回1錠，1日1回 就寝前 7日分

1 患者さんの背景

- 62歳女性　再発

最新の薬歴基本情報より

体　質：胃弱.
アレルギー歴・副作用歴：特になし.
他科受診：高血圧，脂質異常症.
併用薬：オルメテック錠10mg　1回1錠，1日1回，メバロチン錠10　1回1錠，1日1回.
嗜好品：健康食品・サプリメント…CoQ_{10}／たばこ…なし／お酒…なし／コーヒー・お茶…1日2～3杯.
生活上の注意：特記事項なし.

薬歴より

- 52歳時にうつ病の診断．更年期障害とも重なっていた．トフラニールの服用で軽快．その際の副作用は便秘（＋＋）．2年で服薬中止，その後問題な

- く過ごしていた．
- 今回は母親の介護疲れにより，2ヵ月前より不眠，食欲不振，日中の活動性低下が著明．
- 57歳時より，高血圧（145/90mmHg），脂質異常症（総コレステロール280mg/dL）の診断で当時はアムロジン錠5mg（アムロジピンベシル酸塩）1回1錠，1日1回＋メバロチン錠10（プラバスタチンナトリウム）1回1錠，1日1回を併用．現在はオルメテック錠10mg（オルメサルタンメドキソミル）1回1錠，1日1回＋メバロチン錠10 1回1錠，1日1回を併用．
- うつ病に対する前回の処方は，トフラニール錠10mg　1回1錠，1日3回毎食後　4日分＋ワイパックス錠1.0　1回1錠，1日3回毎食後，アモバン錠7.5　1回1錠，1日1回就寝前を併用．

2 処方せんの背景

＊ トフラニール　【イミプラミン塩酸塩】

　代表的な三環系抗うつ薬．抗うつ薬の開発試験では標準薬として用いられていたほど基準となる薬．その効果はEBM（evidence-based medicine）によるメタ解析でも明らかにされている．効果発現は2〜4週間必要．口渇・便秘・頻脈など心・循環器系の副作用の発現頻度が高い．30〜75mg/日より開始し，200mg/日まで漸増，2〜3回に分割投与する．300mg/日まで増量可．

＊ ワイパックス　【ロラゼパム】

　ベンゾジアゼピン系抗不安薬．抗不安効果は強く，半減期は約12時間．薬物代謝にCYPが関与しておらず，直接，抱合により排泄されるため，高齢者や多剤併用者でも代謝への影響が少ないことが特徴である．1〜3mg/日を2〜3回に分けて経口投与．

＊ アモバン　【ゾピクロン】

　シクロピロロン系睡眠薬．ただしその効果発現はベンゾジアゼピン受容体を介しているため，広義のベンゾジアゼピン系薬である．半減期は約3.7時間で，超短時間作用型睡眠薬に分類される．効果発現は速やか，翌朝まで残る苦みにより，服薬継続できない患者もいる．向精神薬に分類されておらず，処方日数の制限はない．1回7.5〜10mgを1日1回就寝前に経口投与，最高用量は10mg/日まで．

- **プルゼニド 【センノシド】**
  大腸刺激性下剤．1回12〜24mg，1日1回 就寝前に経口投与．48mg/日まで増量可．

3 処方せんから考えられる疾患

➡ うつ病

4 患者さんに確認すること

① トフラニール，ワイパックス，アモバンのコンプライアンスについて．特に副作用実感後の服薬状態を具体的に確認
② 便秘・口渇の程度，現在までの対処方法
③ 薬物相互作用として問題ないことは確認済みだが，実際に服薬してみて血圧などの合併症に関する変化の有無
④ 2週間服薬したことによる食欲や不眠の状態に変化はみられたか．どのような変化か
⑤ 医師からはどのように説明を受けているか．特に副作用対応について

患者さんの 答え(例)

① ② 薬剤はきちんと飲んでいる．前も便秘はあったので，市販の下剤を飲んだり，水分をとって対処していた．我慢できる程度だった．
③ 医者に行っていないので，血圧の細かい値はわからないが変わった実感はない．
④ すこし眠れるようになった．
⑤ 前回効いた薬なので，このまま様子をみる．薬を増やして今後，副作用がひどくなれば薬は変えるかもしれない．

5 服薬指導のポイント

前回，効果のみられた薬剤での治療ではあるが，便秘の副作用が出現していることから下剤が追加されている．下剤対応で続けられるのか，副作用により服薬中断しないようにフォローする．

1）便秘・口渇は，初回時にも話したように，トフラニールなどで現れやすい副作用である．下剤を服薬したり，水を飲んだりすることで対応できる程度であれば，そのような対応で服薬を続けてほしい．
2）今回，トフラニールが増量されていることから，副作用はさらにひどくなることが予想される．我慢できないようだったら，早めに医師・薬剤師に連絡をとってほしい．
3）薬の自己調整はせずに，医師の指示に従って調整すること．
4）食物繊維の多い食事を心がけたり，水分摂取量を増やしたりことで，副作用対応は容易になる．またヨーグルトを食べるのもよい方法である．

エキスパート薬剤師からの一言

　現在，三環系抗うつ薬を第一選択薬とすることは，ガイドラインからも推奨されません．

　ただし，薬剤選択に際し，再発の場合は，前回，治療効果の認められた薬剤を選択することが望ましいとされています．今回の患者さんもそのためトフラニールで治療が開始されています．便秘への対処ができれば，このまま治療効果をみていくことになりますが，今回増量されていますので，下剤も処方されています．

　現在は高血圧と脂質異常症を合併していますので，便秘時の無理な力みは禁物です．スムーズに排便できるように下剤の調整をサポートします．今後，効果の現れ方にもよりますが，便秘の対応が難しい場合は薬剤を変更することになります．

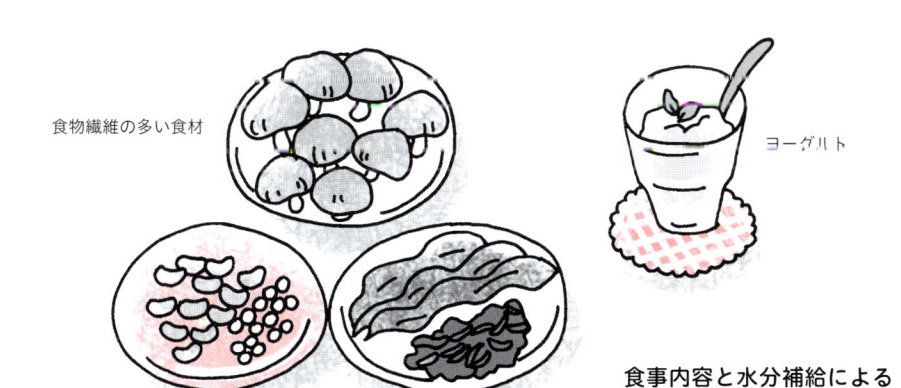

食物繊維の多い食材

ヨーグルト

食事内容と水分補給による便秘対策のアドバイスを

症例 3

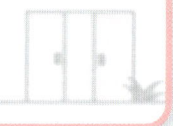

うつ病
~難治例・多剤併用~

― 処 方 例 ―

- 処方日数7日分から14日分に変更

ルボックス錠50　1回1錠, 1日2回 朝夕食後 14日分

サインバルタカプセル20mg　1回1cap, 1日1回 朝食後 14日分

デパス錠0.5mg　1回1錠, 1日3回 毎食後 14日分

テトラミド錠10mg　1回2錠, 1日1回 就寝前 14日分

エバミール錠1.0　1回1錠, 1日1回 就寝前 14日分

1 患者さんの背景

- **52歳女性　本症状で通院3年**

最新の薬歴基本情報より

体　質：下痢・便秘の繰り返し, 風邪をひきやすい, 頭痛持ち.
アレルギー歴・副作用歴：なし.
他科受診：現在なし. 筋緊張性頭痛のため, ときに鎮痛薬をもらいにホームドクターを受診.
併用薬：ロキソニンを月1~2回程度.
嗜好品：たばこ・お酒…なし／健康食品…黒酢, コラーゲンドリンク, 寒天.
生活上の注意：なし.

薬歴より

家族構成：ご主人・子供2名. 専業主婦.
- 28歳で第2子を出産当時, 第1子の世話と重なってマタニティブルーとな

- り，精神科を受診し軽快．
- 45歳時に子供の受験に伴い食欲がなくなり，不眠症状もあるものの受診せず，頑張りで何とか持ち直す．
- 49歳時に子供が就職に伴い独立した後，食欲低下や不眠だけでなく，やる気が出ない・思考が働かないなどの症状が顕著になり，精神科を受診．入院は拒否．
- パキシルやレスリンなども処方されたがどれも著効を示さず，薬剤変更を繰り返した．三環系抗うつ薬は便秘がひどく，服薬継続が難しかった．テトラミドは3年前より継続して服用，ルボックスは半年前より服用．
- 7日前の前回処方よりトレドミンからサインバルタに変更，今回は前回と同じ処方で7日分から14日分に投与日数のみ変更．

2 処方せんの背景

※ ルボックス 【フルボキサミンマレイン酸塩】

デプロメールとの併売品．国内で最初に発売されたSSRI．軽度～中等度のうつ病に処方されることが多いが，イミプラミン塩酸塩との同等性は検証されている．強迫性障害，社会不安障害にも効能が認められている．CYP1A2を始め，CYP3A4，CYP2C19，CYP2D6を阻害するため，相互作用に十分に注意する．1回25mg，1日2回より開始し，1回75mg，1日2回まで増量可．

※ サインバルタ 【デュロキセチン塩酸塩】

国内2つ目のSNRIでミルナシプランより受容体結合能は高い．抗うつ薬では唯一，朝食後の服薬である．うつ病では，朝調子が悪く夕方になるに従ってよくなってくる"日内変動"を示し，朝食をとれないこともあるため，服薬コンプライアンスを保つように注意する．1回20mg，1日1回朝食後より開始し60mg/日まで増量可．

※ デパス 【エチゾラム】

チエノジアゼピン系抗不安薬．短時間作用型に分類され，睡眠障害の適応も持つ．抗不安作用とともに筋弛緩作用も強力である．1回1mg，1日3回経口投与．

※ テトラミド 【ミアンセリン塩酸塩】

四環系抗うつ薬．コリン系の副作用の発現頻度が低く，重症度も低い．副作

用で眠気の頻度が高いことを利用し，睡眠作用のある抗うつ薬として処方されることが多い．30mg/日を初期用量とし，60mg/日まで増量．2～3回に分割もしくは1日1回夕食後あるいは就寝前に投与も可．

● **エバミール　【ロルメタゼパム】**
短時間作用型ベンゾジアゼピン系睡眠薬．グルクロン酸抱合の代謝のみのため，多剤併用されている場合に影響を避けられる．

3 処方せんから考えられる疾患

➡ **うつ病**
3種類の抗うつ薬が処方されていることから，難治性であることが考えられる．罹病期間も長くなっていることも考えられる．

4 患者さんに確認すること

❶ **服薬コンプライアンスについて**
服薬方法（服薬時点）が4種類となり紛らわしい．うつ病ではやる気のなさから面倒なことは拒否する場合もあるので，1週間の服薬状況を確認する．またどの時点に服薬を忘れやすかったかなども確認する．

❷ **トレドミンよりサインバルタへ変更したことにより効果に変化があるか**
SNRIをすでに服薬しているため，作用発現はまったくはじめての時より早まる．自覚しているかどうかを確認する．

❸ **サインバルタによる副作用を自覚しているか確認**
鎮静作用が弱いため，不眠の発現率は他の抗うつ薬より高い．身体面では血圧変動の有無も確認しておく．

❹ **持病である頭痛の状態，鎮痛薬の服薬状況を確認**

> 患者さんの **答え(例)**
> ❶ きちんと飲んでいる．朝飲めない時には，昼頃に飲む．
> ❷❸ 薬剤が変わってもまだ効果は感じていない．副作用の不眠，血圧の変化もないので，薬剤に対する効能実感はない．
> ❹ 鎮痛薬はこの1週間は飲んでいない．

5 服薬指導のポイント

> 遷延しているうつ病患者では，治療アドヒアランスの低下している場合がある．過度に薬に対する期待を持たせる必要はないが，治療意欲を高める説明を！

1） サインバルタの効果をそろそろ自覚できる頃なので，このまま続けて服薬してほしい（履歴の長い患者では薬の変更に過度の期待をしている場合もあるので，サインバルタの効果発現が速いこと，トレドミンより効果の強いことなどを変更時にあまり強調しないほうがよい場合もある．患者の治療アドヒアランスが落ちている時には効果を伝え，治療に対するモチベーションを上げることも必要）．
2） 今回は薬の変更はなく，14日分処方である．
3） 薬の種類が増えてきたため副作用に対して十分注意する．日中の眠気，だるさなどにより生活面で不都合があったり，血圧上昇，むくみ，発熱，発汗などが現れた際にはすぐに連絡してほしい．

エキスパート薬剤師からの一言

　今回は通院歴が長く，さまざまな薬剤を試している患者さんです．このような患者さんはこのまま治らないのではとの焦りがあり，薬剤の変更に大きな期待をする一方で治療に対する不信感が高まり，治療アドヒアランスが落ちてしまうことがあります．

　薬局でも長く通っている患者さんに対して声かけが少なくなってしまうことがありますが，患者さん自身が治療意欲をなくしてしまわないように，新しい薬剤の長所と短所を説明し，薬剤に興味を示してもらうようにすることが必要です．

　健康食品を考えてとっており，身体の変化を気にしている様子はあるので，細かな変化でも報告してもらい，サインバルタの効果を患者さんに実感してもらうことがよい方法と思います．

症例4 うつ病
〜難治例・非定型抗精神病薬併用〜

― 処 方 例 ―

- エビリファイ錠　3mgから6mgに増量

デプロメール錠50　1回1錠，1日2回 朝夕食後 7日分
エビリファイ錠3mg　1回2錠，1日1回 夕食後 7日分
セパゾン錠1　1回1錠，1日2回 朝夕食後 7日分
ロラメット錠1.0　1回1錠，1日1回 就寝前 7日分

1 患者さんの背景

- 35歳男性　通院3ヵ月ほど

最新の薬歴基本情報より

体　質：軽い花粉症．
アレルギー歴・副作用歴：特になし．
他科受診：なし．
併用薬：なし．
嗜好品：たばこ…1日10本弱／お酒…外食時週2〜3回，1回ビール・焼酎など3〜4杯／コーヒー・お茶…1日2〜3杯／サプリメント…なし．
生活上の注意：なし．

薬歴より

- 内勤事務職．元来，細かいことを気にする性格からそつなく仕事をこなしてきた．30歳時には主任になり，最近は係長の話もあがり始めていた．この半年，営業がどんどん契約をとってくるので頑張っていたが，忙しさから眠

れない日が続き，仕事が終わらない焦りも出てきた．集中しようと思ってもできず，ミスも出してしまい，営業からひどく怒られたことから，仕事を投げ出してどこかへ行きたいと思うようになった．食欲もなくなり，忙しくて眠れないと思っていたのが眠ろうとしても眠れないことに気づき，焦っていた．職場の勧めで精神科受診．
- トレドミン，セパゾンで治療開始するも改善なく，約1ヵ月後にデプロメールに変更．初回，増量時とも嘔気が2～3日続いた．100mgで3週間服薬するも変わりなく，焦りも強いため先週よりエビリファイ3mg（夕食後）が追加．

2 処方せんの背景

● デプロメール 【フルボキサミンマレイン酸塩】
ルボックスとの併売品．「症例3」の「処方せんの背景」の「ルボックス」（p25）を参照．

● エビリファイ 【アリピプラゾール】
D_2受容体部分作動薬である非定型抗精神病薬．6～12mg/日より開始し，6～24mg/日で維持，1または2回に分けて経口投与．30mg/日まで増量可．
適応は統合失調症（症例11参照）．双極性障害の躁状態においては1日1回24mgで開始し，1回12～24mg，1日1回で維持．30mg/日まで増量可．

● セパゾン 【クロキサゾラム】
長時間作用型ベンゾジアゼピン系抗不安薬．ジアゼパムより強力な抗不安作用を持つ．1回1～4mg，1日3回で経口投与．

● ロラメット 【ロルメタゼパム】
短時間作用型ベンゾジアゼピン系睡眠薬．エバミールの併売品（「症例3」の「処方せんの背景」の「エバミール」，p26を参照）．1回1～2mg，1日1回就寝前に投与．

3 処方せんから考えられる疾患

➡ うつ病
今回はすでに薬歴よりうつ病であることがわかっているが，非定型抗精神病

薬が処方されている（適応外）ことから，難治性うつ病や，統合失調症の抑うつ状態を呈する可能性が考えられる．

4. 患者さんに確認すること

❶ 服薬のコンプライアンスについて，夕食後薬はきちんと夕食後に飲めているか，就寝前と一緒になっていないか

❷ エビリファイ追加による副作用の有無

　眠気，錐体外路症候群（extrapyramidal syndrome：EPS）など頻度の高いものと，悪性症候群やセロトニン症候群（発熱，脱力感など），麻痺性イレウス（便秘など）など重大な副作用の初期症状がないか．

❸ エビリファイの効果の発現．焦りがすこし軽くなったかどうか，抑うつ感はどう変わったか，睡眠はとれているか

❹ 焦りの対象は，仕事に対するものかどうか，疾患に対する焦り（治らないのではないか，自分の頼りなさから病気になったなど）がないかどうか

❺ ❹で自責感があるようだと自殺念慮を持っている可能性があるので，その確認ができるとよい

　死にたいと思うかと聞くことは難しいので，いまのつらさに共感を示し，その対応としてどうしたいと思っているかを聴くとよい．

❹❺については，今回の確認が必須ではないが，焦りが強い患者ではその自殺念慮を確認することは大切である．

> **患者さんの 答え(例)**
>
> ❶ いまは仕事を減らし，早めに帰宅しているので夕食後と就寝前は別々に飲んでいる．規則正しく生活しているので，飲み忘れもない．
> ❷ 眠気，EPS，発熱などはなかった．
> ❸ まだ焦りはある．効果はよくわからないが，すこし眠れるようになった気はする．
> ❹ 仕事に対しても病気に対しても，何となく焦ってイライラする．

5 服薬指導のポイント

> いわゆる抗うつ薬とはまったく作用機序の異なる薬剤を追加している．効果発現とともに副作用発現にも，早期より注意が必要である．

1）エビリファイの副作用に問題なかったので増量されている．2錠で効果を感じ始める患者さんは多いが，さらに増量する人もいるので，焦らずまずは服用して様子をみてほしい．
2）薬が追加になり，眠気などが出る可能性がある．現在は眠気を感じていないので，数日で慣れてくるはずである．
3）増量により便秘など他の副作用も出てくる可能性もあるので，続くようなら早めに連絡してほしい［悪性症候群，セロトニン症候群，横紋筋融解症などの初期症状にも注意を促す］．
4）手もとに残っている薬があれば教えてほしい．飲み忘れを少なくできる方向を一緒に考えることは大切．

エキスパート薬剤師からの一言

　今回の症例のように，SSRIやSNRIの単独使用では効果が不十分で，患者自身に焦燥感の強い場合，鎮静も期待してエビリファイが用いられます．エビリファイは適応外処方ですが，米国ではうつ病での抗うつ薬の補助療法が認められており，今回はこの治療に基づいたものです．治療効果と副作用との様子をみながら12mgまで増量する可能性があります．
　焦燥感が強く，自責感が強い患者さんの場合，病気である自分を責めて自殺を考えることがあります．患者さんの気持ちに早めに気づくには，さまざまな医療スタッフがいろいろな角度から話しかけることが一番よいといわれています．死にたいと思うかとストレートに聴くことはできませんので，焦っている気持ちの解決方法としてどうしたいと思っているのかを聴いたり，現在の薬のコンプライアンスから過量服薬の可能性がないかどうかを確認します．
　なお，デプロメールとエビリファイの相互作用にも注意が必要です．

症例 5 うつ病
〜不眠の訴えが強い例〜

- 処 方 例 -

パキシル錠20mg　1回1錠，1日1回 夕食後 14日分

リーゼ錠5mg　1回1錠，1日3回 毎食後 14日分

レスリン錠25mg　1回1錠，1日1回 就寝前 14日分

リスミー錠1mg　1回1錠，1日1回 就寝前 14日分

1 患者さんの背景

● 67歳男性　精神科通院は半年ほど

最近の薬歴基本情報より

体　質：喘息．
アレルギー歴・副作用歴：特になし．
他科受診：呼吸器内科．
併用薬：アドエア，ユニフィルLA．
嗜好品：たばこ…なし／お酒…退職後は晩酌程度／コーヒー・お茶…1日4〜5杯／サプリメント…なし．
生活上の注意：なし．

薬歴より

- 2年前，65歳で退職後は気分が沈みがちになり，外出もしなくなった．もともと喘息の持病があるものの，季節変動の範囲内で症状安定していたが，1年前の冬に風邪をひいたところから発作の回数も増えた．喘息の悪化とともに，悲観的な考えも口にするようになり，家族の勧めで精神科を受診．

- 服薬により，悲壮感は和らいだものの，不眠と抑うつは変わらず続いている．日中の活動性が下がらないように，日中の薬はリーゼのみとし，パキシルを夕食後服用でうつ病治療したが最近不眠の訴えが続くため，レスリンが2週間前より追加．

2 処方せんの背景

● パキシル 【パロキセチン塩酸塩水和物】

セロトニンの選択性，受容体結合能の高いSSRI．作用が強力であること，パニック障害，強迫性障害，社会不安障害にも適応があることから幅広く処方され，世界中で処方頻度が高い．アクチベーションシンドローム，中止後離脱症状の発現頻度が高いので注意する．1回10～20mg，1日1回夕食後より開始し，1回20～40mg，1日1回夕食後で維持．

● リーゼ 【クロチアゼパム】

短時間作用型チエノジアゼピン系抗不安薬．ジアゼパムと同程度の抗不安作用を持ちつつ，ふらつき，眠気などが少ない．1回5～10mg，1日3回経口投与．

● レスリン 【トラゾドン塩酸塩】

セロトニンに対して強い取り込み阻害作用を有し，またセロトニン受容体に対しても親和性を持つ．眠気の副作用を利用し，睡眠障害を伴ううつ病患者に対して，就寝前にしばしば投与される．75～100mg/日，1～数回に分割経口投与から始め，200mg/日まで増量可．

● リスミー 【リルマザホン塩酸塩水和物】

短時間作用型ベンゾジアゼピン系睡眠薬．代謝により閉環されベンゾジアゼピン骨格となるため，作用発現は他のベンゾジアゼピン系睡眠薬よりやや遅れる．1回1～2mg，1日1回就寝前に経口投与．

3 処方せんから考えられる疾患

➡ うつ病

4 患者さんに確認すること

❶ レスリンが追加され，不眠，気分の落ち込みなどの症状の変化はみられているか
❷ レスリンの追加による副作用で，翌朝まで眠気が続き起きられない，夜中のふらつきなど，困ることは起きていないか
❸ 服薬コンプライアンスについて
❹ その他，新たな副作用が発現していないか
❺ 薬の変更で，喘息症状に変化はないか
❻ 喘息症状（夜間発作など）と不眠に関係性はないのか

> 患者さんの　**答え（例）**
> ❶ 症状は変わらず，睡眠はすこしよくなったが，喘息もあるので夜中にしばしば目覚める．
> ❷ ふらつきはないが，朝は眠い．
> ❸ 喘息の薬も精神科の薬もどちらもきちんと飲めている．
> ❹ 副作用なし．
> ❺❻ 喘息は変わらず，発作は起きていないが咳で目覚めることはある．

5 服薬指導のポイント

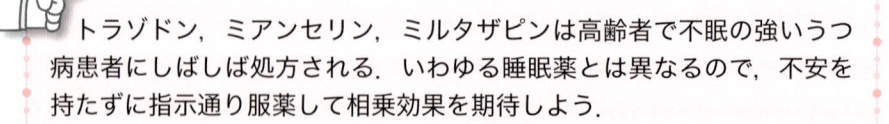

> トラゾドン，ミアンセリン，ミルタザピンは高齢者で不眠の強いうつ病患者にしばしば処方される．いわゆる睡眠薬とは異なるので，不安を持たずに指示通り服薬して相乗効果を期待しよう．

1） そろそろレスリンの効果が発現してくるので，何らかの体調変化があると思われる．
2） 抑うつ状態は，相性のよい薬と出合えれば必ず改善する．抑うつ状態の改

善とともに不眠症状も改善する可能性は高い．
3）退職による生活リズムの変化から不眠症状も治りにくくなっているようなので，朝は以前と同様に起き，布団から出て行動する方法もよい．また，日中の昼寝は午後3時までで，15分程度にとどめるように．
4）晩酌と薬の関係を考えたほうがよい．晩酌したら3～4時間は服薬を待つこと．
5）アルコールで睡眠が浅くなっている可能性もあるので，お酒をまったく飲まない日を作って試してみるのも方法のひとつ．
6）現在は喘息のコントロールはできているので，このまま併用を続けるように．

エキスパート薬剤師からの一言

　高齢者の場合，うつ状態に対する訴えは精神面よりも身体面に出てくることは多く，不眠症状や活動性の低下はその代表です．ベンゾジアゼピン系睡眠薬は安全性の高い睡眠薬ですが，すでに1剤処方されているため，高齢者では多剤併用すると用量がオーバーとなり，せん妄や脱抑制，健忘などの原因になります．そこで鎮静効果の強い抗うつ薬が処方されています．トラゾドンは1日1回の投与でも抗うつ効果が認められています．また眠気の副作用の頻度が高いため，それを利用し睡眠薬の代わりに処方されています．

　この患者さんの場合，不眠だけを治療目的とするのは適切ではありません．退職や合併症の悪化に伴った将来への不安などが原因と思われることから，うつ病の改善を治療の目的と捉え，薬物治療と生活リズムを整えることが第一歩と考えます．

症例❻ 双極性障害　躁状態

ー 処 方 例 ー

リーマス錠200　1回2錠，1日2回 朝夕食後 14日分

バルネチール錠200　1回1錠，1日3回 毎食後 14日分

レキソタン錠1　1回1錠，1日3回 毎食後 14日分

1 患者さんの背景

- 33歳男性　退院後はじめての外来受診（初来局）

初回質問表より

体　質：特になし．
アレルギー歴・副作用歴：特になし．
他科受診：なし．
併用薬：なし．
嗜好品：たばこ…なし／お酒…入院前は外食時（週3～4回）は飲んだが，いまは止めた／コーヒー・お茶…1日4～5杯／サプリメント…なし．
生活上の注意：なし．

退院時の指導書より

- 半年前まで問題なく過ごしていた．仕事は同じ職場に10年勤務し，責任を持つことが重圧と思う時期もあったが，最近はやりがいも感じていた．半年くらい前から職場での口数が多くなり始め，語調が厳しくなり，部下だけでなく上司にもぶつかっていくことが多くなった（本人は自覚していなかった）．

- 酒量が増え，中には喧嘩のようになることもあったが，仕事への責任からと思われていた．上司が心配して話を聴くと，夜も寝ておらず仕事のことを考えていたり，ゲームをしていたりするようだが，本人は問題ないと主張．
- その後も睡眠は2～3時間しかとろうとせず，外出頻度は増し，電話をかけ続けたり，金使いが荒くなるなどで家族が困って受診させ，入院となった．当初，本人に病識はなかった．
- バルネチールとリーマスで治療を開始．薬の反応はよく，1ヵ月で落ち着きは取り戻し，躁状態にあったことは認めている．2ヵ月半の入院で退院となった．

2 処方せんの背景

● リーマス　【炭酸リチウム】

もっとも古くから用いられている躁病治療薬．治療有効血中濃度（0.6～1.2mEq/L）と副作用発現の血中濃度（1.5mEq/L以上）の幅が近いため，血中濃度モニタリング（therapeutic drug monitoring：TDM）を実施しながら投与量を調整する．発現しやすい副作用は振戦，嘔気，めまいなどがある．

400～600mg/日，2～3回分割経口投与より開始し，維持量200～800mg/日，1,200mg/日まで増量可．

● バルネチール　【スルトプリド塩酸塩】

躁病，統合失調症の興奮および幻覚・妄想状態の適応を持つ．鎮静作用が強い定型抗精神病薬で，効果発現が早いため，躁病の急性期にしばしば用いられる．300～600mg/日を2～3回分割経口投与より始め，1,800mg/日まで増量可．

● レキソタン　【ブロマゼパム】

中間作用型ベンゾジアゼピン系抗不安薬．ジアゼパムより強力な抗不安作用を持つ．6～15mg/日を2～3回に分けて経口投与．

3 処方せんから考えられる疾患

➡ 躁病，双極性障害の躁状態

どちらとも治療方法に大きな違いはない．バルネチールで興奮からの鎮静を期待し，リーマスで気分の波を少なくすることが期待される．

4 患者さんに確認すること

1. 初回質問表の記載事項の確認
2. 現在の疾病に対する理解や今後に対する思い
3. 眠気，手のふるえ，口渇などリチウムの副作用の初期症状があるか
4. クリニックで血中濃度測定を行っているのか，行っているとしたら血中濃度はどうだったか
5. リチウムの血中濃度を変化させやすい状況（p39の"Break Time"参照）はあるか
6. バルネチールやレキソタンによる日中の眠気・ふらつきなど副作用はあるか
7. バルネチールやレキソタンによる重大な副作用（イレウス，悪性症候群など）の初期症状（強固な便秘，発熱，だるさなど）はあるか

> 患者さんの 答え（例）
>
> ② テンションが高かったことは自覚している．なぜか理由はわからない．仕事のプレッシャーはあったが，やりがいがあるとも思っていた．しばらく通院が続くようなので，大変だと感じている．
> ③⑥⑦ 眠気と口の渇きはあるが，その他はなし．
> ④ わからない．
> ⑤ 運動などはしていない．

5 服薬指導のポイント

> 躁病の患者さんには病識のない場合も多く，受診も忘れられがちである．初期段階でしっかり治療し，ストレスに対する対処法を身につけると予後がよい．

1) 初期の症状は落ち着いてきているようであるが，維持治療はこれからも続くので服薬は続けていく必要がある．服薬だけでなく，今後は精神療法も取り入れた治療法が勧められる．
2) 服薬を続けていくことで，症状の再燃は抑えられる．

3）今回はじめての症状のようなので，ここでしっかりと治療をすることで予後をよくすることができる．ただそのためにも6～8ヵ月の服薬は必要である．
4）仕事は医師のOKが出れば再開できるようになるので，焦らないこと．はじめは精神的な負担がかからない仕事に留めておくよう，職場にも理解を求め仕事量を調整したほうがよい．
5）副作用予防のために，血中濃度の定期的測定が不可欠である．

エキスパート薬剤師からの一言

　躁状態の重篤な状態のときは病識のない患者さんもおり，確実に治療へ導入するためには入院治療となります．この患者さんの場合も，発症後入院し薬物治療により改善が認められました．

　躁病治療の第一選択薬はリチウムですが，効果発現に時間がかかるため，初期の興奮状態には抗精神病薬による鎮静効果が有用とされ，しばしば併用されます．今後は患者さんの状態をみながら，レキソタンやバルネチールは中止され，リチウムのみ，もしくはバルプロ酸との併用で治療を継続していくのが通例です．

　躁病患者さんは症状が一端落ち着くと治療継続に対するアドヒアランスは低く，治療中断を起こす場合があります．初発の際に適正に治療し，再燃・再発を防止することが，肝要です．リチウムのTDMの必要性も理解してもらう必要があります．

　なお，本例の患者さんは，まだうつ状態を呈していませんので，双極性障害の躁状態と診断されていますが，今後うつ状態となる可能性がないわけではありません．双極性障害の治療では，各状態に対する治療ではなく，気分の波を小さくすることが治療となります．

Break Time リチウムの血中濃度に影響を及ぼす要因

①妊娠
②チアジド系・ループ系利尿薬・アンジオテンシン変換酵素（ACE）阻害薬の併用
③非ステロイド性消炎鎮痛薬の併用
④血液透析
⑤運動により多量の汗をかく
⑥多量の水分摂取

症例7 双極性障害　うつ状態

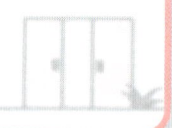

― 処方例 ―

- デパケンR錠が400mgから800mgに増量，パキシルCR錠は減量，レンドルミン錠が中止

デパケンR錠200　1回2錠，1日2回 朝夕食後 14日分
パキシルCR錠12.5mg　1回1錠，1日1回 夕食後 14日分

1 患者さんの背景

- 28歳女性　通院2ヵ月目

最新の薬歴基本情報より

体　質：便秘．
アレルギー歴・副作用歴：特になし．
他科受診：なし．
併用薬：なし．
嗜好品：たばこ…3日で1箱程度／お酒…外食時（週1～2回）のみ／コーヒー・お茶…1日4～5杯／サプリメント…総合ビタミン剤．
生活上の注意：なし．

薬歴より

- 仕事の責任からか眠れない日が続き，食欲も低下．同僚と食事に行っても気分が晴れず，愚痴ばかり話すようになるが，愚痴る自分に対しても自己嫌悪感がある．体重が3ヵ月で5kg落ちたことと，ときどき死ねたらとの思いが頭に浮かぶようになり，自分でも不安になり受診．当初うつ病との診断で，

パキシルCR錠とレンドルミン錠が処方される．
- パキシルCR錠2錠で改善が認められた．就職2〜3年目のころ，1年に海外旅行に何度も行ったり，友人との食事会や買い物が増えた時期があった．金銭的に厳しくなったこと，親からの注意があったことで修正されたが，いま思えば，軽躁状態であったのかもしれないとの話があった．
- 2週間前にパキシルCR錠を減量，デパケンR錠200mgを2錠から開始．

2 処方せんの背景

デパケンR 【バルプロ酸ナトリウム徐放剤】

抗てんかん薬として使用されていたが，てんかん患者の気分を安定させることから1996年，「躁病および躁うつ病の躁状態の治療」の適応症が拡大された．うつ状態の患者ではてんかんでの有効血中濃度（50〜120μg/mL）と同程度かやや低めで維持する．副作用は眠気，体重増加など．400〜1,200mg/日を1〜2回分服．

パキシルCR 【パロキセチン塩酸塩水和物】

パロキセチンの腸溶性徐放錠．従来の製剤よりも徐々に吸収されるため，服用開始時の嘔気などの消化器症状の発現を抑える．その他の副作用は従来の製剤と同様と考えてよい．

効能効果はうつ病・うつ状態のみに認められている．1回12.5mg，1日1回夕食後から開始．25mg/日で維持し，最高用量は50mg/日．

3 処方せんから考えられる疾患

➡ うつ病，双極性障害のうつ状態

デパケンRが処方されていることから，うつ病であれば遷延化しつつあるところと考えられ，双極性障害のうつ状態に対する治療中であればパキシルによる躁転に注意が必要．うつ状態の当面の改善がみられれば，デパケンR中心の治療となる．

4 患者さんに確認すること

① 薬歴基本情報の記載事項の確認
② 服薬コンプライアンスについて，朝のデパケンRとレンドルミンについて

確認
③ デパケンRを飲み始めてからの抑うつ症状の変化
④ デパケンRの副作用の発現はあるのか，どんな症状か
⑤ デパケンRの血中濃度の測定用採血を行ったか，測定したとすればその値はどうだったか
⑥ 今回睡眠薬が中止された理由を理解しているか
⑦ いままでの睡眠の状況

患者さんの 答え(例)

③ 症状は変わらない．
④ 朝，薬を飲むと眠くなったが，今回はきちんと飲んだ．レンドルミンは飲まない日があった．
⑤ わからない．
⑥⑦ デパケンRが追加され，眠気があり，睡眠薬を飲まなくても眠れる日が数日あった．手もとにすこし残っているので，今回はもらわなかった．

5 服薬指導のポイント

双極性障害のうつ状態患者は，当初うつに関することしか話さず，うつ病と診断されてしまうことがしばしばある．躁状態の時期のある明らかな双極性障害のうつ状態であれば，抗うつ薬の使用は短期間とされる．

1）双極性障害のうつ状態に対しては，気分安定薬であるデパケンが治療のベースとなる．ただし，うつ状態が改善され始めるまでは，抗うつ薬も服用する．
2）デパケンRに眠気の副作用があるため，睡眠薬は中止されている．不眠はうつ症状の1つのため，うつ状態が改善していれば，睡眠薬の中止は問題ない．医師の指示を守って，前回の残りを飲みながら徐々に中止する．
3）睡眠薬を中止しても眠気が翌朝まで残ったり，ふらつきがあるか様子を次回，教えてほしい．
4）血中濃度測定をしているようであれば，次回に値を教えてほしい．
5）双極性障害のサイクルを繰り返すかどうかの確認のためにも，しばらく通院と服薬を続ける．

6) 調子が落ちた時は受診をするが，軽躁状態では自覚がないため受診や服薬をせず，重症となるまで受診が遅れてしまう患者もいる．治療を継続することが通常の生活維持には大切である（この話題は，うつ状態の改善が認められてからにしたほうがよい）．

エキスパート薬剤師からの一言

　デパケンは現在，躁病および双極性障害の躁状態に効能効果が認められていますが，うつ状態が主症状の際にも推奨される気分安定薬の代表です．今回の患者さんは当初，うつ病として治療されていましたが，デパケンが追加されたことで，軽躁状態になったもしくは過去に躁状態の時期があったことがわかり，診断が変わったこと，そのために今後も躁転を予防しなければならないことが想像されます．

　デパケンの副作用では眠気が現れやすく，その影響で睡眠薬が中止されたことも想像されます．双極性障害の患者さんにとって，睡眠薬やSSRIは対症療法薬となり，気分安定薬が疾患そのものの治療薬に位置づけられます．血中濃度を維持しながら，長期継続することの必要性を理解してもらうことが大切です．

Break Time

双極性障害II型の患者さんの病相はほとんどうつ状態であり，軽躁あるいは混合期はごくわずかです．このため患者さんに躁状態の記憶がなく，問診時に聴きとることができず，うつ病と誤った診断をされてしまうケースがあります．

　また軽躁状態が病相期であるとの自覚を持たない患者さんもいます．

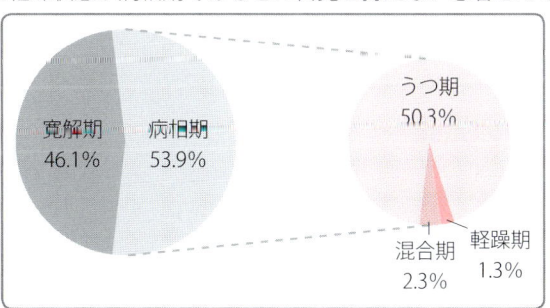

寛解期 46.1%　病相期 53.9%

うつ期 50.3%　混合期 2.3%　軽躁期 1.3%

（尾崎紀夫ほか：うつ病．Rp. レシピ **8**：317-338，2009より一部改変）

症例 8-1

不眠症
～初来局～

― 処 方 例 ―

マイスリー錠5mg　1回1錠，1日1回 就寝前 7日分

1 患者さんの背景

- 45歳女性　初来局

初回質問表より

体　質：花粉症．
アレルギー歴・副作用歴：特になし．
他科受診：現在はなし．
併用薬：現在はなし．
嗜好品：健康食品・サプリメント…CoQ_{10}，ビタミンC，ハーブ茶（カモミールなど）／お酒…なし／コーヒー・お茶…1日4～5杯．
生活上の注意：特記事項なし．
妊娠・授乳：なし．

2 処方せんの背景

- **マイスリー　【ゾルピデム酒石酸塩】**
非ベンゾジアゼピン系睡眠薬．超短時間作用型に分類され，入眠困難の不眠症に処方される．ただし，統合失調症あるいは双極性障害に伴う不眠症には有効性が期待できないことが添付文書に示されており，精神科よりも一般診療科で処方されることが多い．1回5～10mgを1日1回就寝直前に経口投与から開始し，10mg/日まで増量可．

3 処方せんから考えられる疾患

➡ **不眠症**

統合失調症，双極性障害に伴う不眠には適応外であることから，これらの疾患は伴っていない原発性の不眠症と考えられる．

4 患者さんに確認すること

① 初回質問表の記載事項の確認
② 睡眠状況の確認
　ⅰ）就床時間，寝つく時間，寝つけないと思う時間，ⅱ）目覚める時間，床を離れる時間，ⅲ）睡眠時間，途中に目覚める回数，ⅳ）不眠状態がどれくらい続いているか．
③ 入眠困難，中途覚醒，早朝覚醒のどれにあたるか
④ いままでの不眠症治療経験の有無，過去はどのような治療法だったか
⑤ 睡眠薬の服薬経験の有無，ある場合はその時の薬剤は何か
⑥ 不眠の原因に思いあたることはあるのか．その回避など，調整はできるのか
⑦ 睡眠薬をどのように思っているのか
⑧ 日中の行動パターン（運動，食生活，コーヒー・お茶を飲む時間など）

患者さんの 答え（例）

2 就床は午前0時頃で寝つくのは午前2時頃，いつも1時間以上は寝つけない．子供のお弁当など朝の支度のために午前6時半には起きる．ずっと4時間くらいしか寝ていない．寝ついたら途中は目覚めないが，夢をみている感じでぐっすり寝た気がしない．
3 寝つきが悪いと思っている．
4 いままでも睡眠不足の生活だったが，寝る時間がなかったから仕方ない．
5 医者にかかるのも薬も今回がはじめてで，不安である．
6 子供の受験で緊張している．日常生活は子供中心で動いている．

5 服薬指導のポイント

> 睡眠薬に対する不安感・罪悪感をとり，安心して服薬すること，快適な睡眠状態が1ヵ月続くようになるまでは，持続的な服薬が大切であることを伝えよう．

1）生活環境を整えることで睡眠をとれるようになる人も多い．治療はまずそこから始まる．
2）マイスリーは服薬30分程度で効果発現し，効果の持続は5～6時間程度である．
3）睡眠薬は服薬30分以内に効果は発現するので，服薬したらすぐに就床するようにし，用事がある時には就床できるようになるまで服薬しない．
4）夜中に起きた時や翌朝，ふらつく場合があるので注意する．翌日まで眠気が残ったり，頭が重い感じがあれば次回話すように．
5）頓服で飲んだり飲まなかったりするより，指示どおりに服薬してしっかり眠ることが大切．1ヵ月きちんと眠れるようになってから，薬を調整するので，そこまでは続けて服薬する［この点は次回以降の指導時に説明でも可］．
6）飲まないことで薬が残っているようであれば，医師に話して処方量を調整してもらう習慣をつけるとよい．家で貯めておかないほうが薬の保管管理面からもよい．
7）（この患者さんは飲酒習慣がないが，もし習慣のある患者さんならば）お酒を飲んで睡眠薬を服用することは避けるように．特に寝酒は絶対に避け，もし晩酌をしたら3～4時間たってから睡眠薬を飲むようにする．睡眠薬の効果が明らかになるまで，晩酌も避けるべきである［アルコールは寝つきをよくする場合もあるが，反跳性不眠（服薬前よりもひどい不眠）をきたすこともあり，睡眠には悪影響である］．

エキスパート薬剤師からの一言

　日本人の5人に1人は睡眠障害，中でも不眠を訴えていますが，実際に受診をして治療をしている人はその1割程度といわれています．原発性の不眠症患者は精神科には受診しづらく，内科などに治療を求めることが多いようです．

患者も医師も不眠症は放っておいてもそのうちに治ると考えている場合があり，睡眠薬を頓服で飲むことを勧めることも少なくありません．時差ぼけなどの軽度な不眠であれば頓服でも問題ありませんが，2ヵ月以上に及ぶ不眠状態が続き，日常生活に支障がある場合は積極的な治療が必要です．治療は一定期間の睡眠薬定時服薬が推奨されます．

　本例の患者さんの場合は寝つきが悪いことが主訴のため，短時間作用型睡眠薬が処方されています．早朝覚醒が主訴の場合は長時間作用型，熟眠感がないことが主訴の場合はベンゾジアゼピン系睡眠薬にフェノチアジン系睡眠薬を少量追加することがあります．

Break Time

睡眠障害対処12の指針（平成13年睡眠障害の診断・治療ガイドライン研究班報告より）

1. 睡眠時間は人それぞれ，日中眠気で困らなければ十分
2. 刺激物を避け，寝る前には自分なりのリラックス法
3. 眠たくなってから床に就く，就床時刻にこだわらない
4. 同じ時刻に毎日起床
5. 光の利用でよい睡眠
6. 規則正しい3度の食事，規則的な運動習慣
7. 昼寝をするなら，15時前の20〜30分
8. 眠りが浅いときは，むしろ積極的に遅寝・早起きに
9. 睡眠中の激しいイビキ・呼吸停止や足のびくつき・むずむず感は要注意
10. 十分眠っても日中の眠気が強いときは専門医へ
11. 睡眠薬の代わりの寝酒は不眠のもと
12. 睡眠薬は医師の指示で正しく使えば安全

症例 8-2

不眠症
～来局2回目～

（仮定1）処方が増量された場合

― 処 方 例 ―

- マイスリー錠　5mgから10mgに増量

マイスリー錠10mg　1回1錠，1日1回 就寝前 7日分

1 患者さんの背景

- 45歳女性　来局2回目

前回わかったこと

　はじめての不眠症治療．入眠困難なため，いつも4時間ほどの睡眠しかとれず，ぐっすり寝ている感じはないが途中で目覚めて眠れないと思うことはない．子供の受験のサポートにより生活サイクルが乱れ，また気がかりでもあるため，2ヵ月くらい不眠が続いている．いま日中はボーッとしている．外出は子供の用事が中心．

2 処方せんの背景

　「症例8-1」の「処方せんの背景」の「マイスリー」を参照（p44）．初回は1回5mgから開始し，2倍の10mgまでは適応範囲のため増量された．

3 処方せんから考えられる疾患

➡ **不眠症**
　薬剤の変更はなく増量であることから，効果は得られたことが想像できる．ただし，まだ十分な睡眠とはなっていないこともわかる．

4 患者さんに確認すること

① マイスリーの効果について実感しているのか，入眠までの時間に変化はみられたか．朝の目覚める時間は遅くなったのか，総睡眠時間は増えたか
② 服薬コンプライアンスについて，毎日飲んでいたのか，何錠残っているのか
③ マイスリーの副作用について，翌日の眠気の有無，日中も薬を飲む前より眠いかどうか，ふらつくことはなかったか
④ 今回，増量されたことを理解しているのか
⑤ 増量は本人の希望か，医師の指示か．またどのように感じているのか

患者さんの　答え(例)

① 前回からの症状確認で，寝つきはよくなってきたが，まだ1時間近く眠れないこともある．朝目覚める時間は変わらない．思っていたより薬が効くことにびっくりしている．もっと早く飲めばよかったとも思っている．
② 毎日，服薬したので，薬はなくなった．
③ 翌日，眠気が残ることはなく，ふらつきもなかった．
④⑤ もうすこし眠りたいので，増量することになった．

5 服薬指導のポイント

睡眠は本人の満足感が大切．焦らず薬を調整し，オーバードーズにならず，満足感の得られる服薬量に調整していこう．

1）量は倍になっているので，効果発現が速く，深く効くことが期待できる．
2）薬が増量されても認められている範囲内の量であり問題ないので，いまま

でどおり毎日の服薬を続けるように．
3）効きすぎて，翌日に残ることも出てくるかもしれない．2〜3日はそのまま続けてみて，変わらず，眠くてつらいようであれば，連絡してほしい．
4）「夜食は用意だけしておいて先に寝ても，翌日に朝食を作ってもらえれば，十分ありがたいと思ってもらえるはず」など負担を軽くするようアドバイスする．

エキスパート薬剤師からの一言

　この患者さんの場合，睡眠薬の効果がすぐに現れました．ただまだ不十分なため，増量して様子をみることになりました．現時点では副作用もまったく認められていませんが，増量により翌日の眠気やふらつきが現れる可能性はありますので注意を促します．

　翌日の眠気は慣れにより改善するかもしれないので，2〜3日は様子をみます．強い眠気に伴ったふらつきにも慣れがありますが，筋弛緩作用は継続することが多いようです．夜中に起きた際の転倒予防には注意が必要です．

　睡眠薬服薬中は，生活指導も大切です．睡眠のことを気にしすぎることも避けなければなりませんが，子供に合わせ無理に起きていることなど生活サイクルの中で無理な部分を調整することも大切です．

Break Time

不眠症の原因は以下の5群に分類されることが多く，これらを「5つのP」と呼びます．

① **身体的（Physical）**
　心疾患，消化器疾患，疼痛，皮膚瘙痒感，頻尿，呼吸困難など
② **生理学的（Physiologic）**
　旅行，入院など生活環境の変化，騒音・光などの睡眠環境の問題など
③ **心理学的（Psychological）**
　喪失体験，心配事や精神的ストレスなどによる神経症性不眠など
④ **精神医学的（Psychiatric）**
　統合失調症やうつ病などの精神疾患
⑤ **薬理学的（Pharmacological）**
　アルコール，カフェイン，降圧薬，ステロイド，インターフェロンなど

薬局ではさまざまな医薬品を取り扱いますので，併用している薬剤による不眠ではないかに注意しましょう．

また，同様に副作用でうつ状態を呈しやすくなる医薬品もありますので，注意してください．

不眠症を発現しやすい薬剤

薬効分類	代表的な薬剤
抗パーキンソン薬	レボドパ セレギリン ペルゴリド ブロモクリプチン アマンタジン ドロキシドパ
降圧薬	プロプラノロール ニフェジピン ベラパミル
気管支拡張薬	テオフィリン
向精神薬	SNRI リスペリドン オランザピン メチルフェニデート ペモリン
ホルモン薬	副腎皮質ステロイド
その他	カフェイン アルコール

うつ病を発現しやすい薬剤

薬効分類	代表的な薬剤
ホルモン薬	副腎皮質ステロイド 蛋白同化ステロイド 経口避妊薬　　　など
降圧薬	レセルピン メチルドパ β遮断薬 ニフェジピン
抗悪性腫瘍薬	ビンクリスチン ビンブラスチン プロカルバジン タモキシフェン
免疫調整薬	インターフェロン
抗結核薬	イソニアジド
抗パーキンソン薬	レボドパ アマンタジン ブロモクリプチン　など
向精神薬	バルビツール酸系薬 ベンゾジアゼピン系薬 チアプリド

症例8-2 不眠症 〜来局2回目〜

(仮定2) 効果不十分で薬剤変更の場合

― 処 方 例 ―
- マイスリー錠からサイレース錠へ変更

サイレース錠1mg　1回1錠，1日1回 就寝前 7日分

1 患者さんの背景

「症例8-2」の「仮定1」の「患者さんの背景」(p48) を参照．

2 処方せんの背景

- **サイレース　【フルニトラゼパム】**

向精神薬第Ⅱ種のベンゾジアゼピン系睡眠薬．米国内への持ち込みは認められていない．β相半減期が長いため，中間作用型に分類され，入眠困難から早朝覚醒まで幅広く処方される．1回0.5〜2mg，1日1回を就寝前に経口投与．高齢者には1回1mgまで．

3 処方せんから考えられる疾患

➡ **不眠症**
薬剤が変更されたことから，効果が得られない，もしくは副作用があったことが想像できる．

4 患者さんに確認すること

(仮定1) の ❶〜❸ (p49) と同様に確認したうえで，
❹ 薬剤が変更されたこと，その理由を認識しているのか
❺ マイスリーとサイレースの違いをどのように理解しているのか．医師にはどのように説明を受けているのか

患者さんの 答え（例）

1 前回からの症状確認で，寝つきはよくなってきたが，まだ1時間近く眠れないこともある．早く眠れるようになったら，5時頃に目覚めてしまい，その後眠れないことが3日あった．思っていたより薬が効くことにびっくりしている．もっと早く飲めばよかったとも思っている．
2 毎日，服薬した．
3 翌日，眠気が残ることはなく，ふらつきもなし．
4 5 もうすこし長く眠りたいので，作用時間の長いものに変えてみることになった．

5 服薬指導のポイント

> 睡眠の気になる点は人それぞれのため，時間，熟眠感など何をポイントとしているのかを確認しつつ，薬の特徴を説明しよう．

1）マイスリーは短時間作用型のため，主に寝つきの悪い人に処方される．サイレースは作用時間が長くなるので，早朝覚醒の症状のある人に処方されることが多い．寝つきも改善し睡眠時間の合計を増やせる薬なので，いままでどおり続けて服用すること．
2）1mgで様子をみることになるが，2mgで服用している人も多いので，今後は症状に合わせて増量する可能性はある．
3）作用が続くので，翌日眠気やだるさが残ったり，頭重感があるかもしれない．数日たっても変わらず日常生活に問題があるようであれば，調整する必要がある．
4）睡眠に対して満足感が持てるようになるまで，薬剤を変えたり薬の量を調整するので，今回のように今後も状態を医師によく話してほしい．
5）薬の調整は医師の指示のもとに行い，自己判断での調整はしない．
6）（薬の変更に伴い，前の薬との強弱を聴かれたら）眠れる総時間数や深く眠れるかどうかで判断されるが，求めることが人によって違うこともあり，作用の強弱は一概にはいえない．

エキスパート薬剤師からの一言

　これまでは寝つきの悪いことが主な訴えでしたが，服薬により改善がみられるようになってきました．その代わりに早朝覚醒を認める日が出てきましたので，効果発現時間はゾルピデムと変わらず，作用持続時間の長いフルニトラゼパムへの切り替えが選択されました．

　ゾルピデムでは残眠感はなかったようですが，フルニトラゼパムはβ相の半減期が15時間であり作用持続時間が長くなりますので，翌日に眠気や頭重感が現れる可能性はあります．注意を促す必要はありますが，眠気は慣れにより改善するかもしれないので2～3日は様子をみます．

　薬剤が変わると薬の強弱を聞かれることがあります．ベンゾジアゼピン系薬剤のジアゼパム換算値（下の「Break Time」参照）を参考にしますが，患者さんにとって強い薬は睡眠時間の長さではなく，熟眠感を得られる薬である場合もあるので，患者さんの考えや希望を確認しながら答えることが重要です．

Break Time

〈ベンゾジアゼピン系抗不安薬・睡眠薬のジアゼパム等価換算表〉

アルプラゾラム	0.8		ロラゼパム	1.2
オキサゾラム	20		エスタゾラム	2
クロキサゾラム	1.5		エチゾラム	1.5
クロチアゼパム	10		リルマザホン	2
クロナゼパム	0.25		クアゼパム	15
クロラゼプ酸	7.5		ゾピクロン	7.5
クロルジアゼポキシド	10		ゾルピデム	10
ジアゼパム	5		トフィソパム	1.25
フルジアゼパム	0.5		トリアゾラム	0.25
フルタゾラム	15		ニトラゼパム	5
フルトプラゼパム	1.67		ニメタゼパム	5
ブロマゼパム	2.5		ハロキサゾラム	5
メキサゾラム	1.67		フルニトラゼパム	1
メダゼパム	10		フルラゼパム	15
ロフラゼプ酸	1.67		ブロチゾラム	0.25
			ロルメタゼパム	1

（稲垣中，稲田俊也：2006年版向精神薬等価換算．臨精薬理 9：1443-1447, 2006 より一部抜粋）

Break Time 〈うつ病患者と自殺〉

研究協力を得られた自殺既遂者（76名）の遺族を対象とし，厚生労働科学研究班が行った実態調査（平成21年度実施）から以下が報告されました．

> ①50％の人に亡くなる前1年間に精神科または心療内科の受診歴があった（精神科受診群）
> ②精神科受診群のうち，39歳以下の者が7割弱であった
> ③精神科受診群の約6割は自殺時に向精神薬（睡眠薬，抗うつ薬，抗不安薬もしくは抗精神病薬）の過量服薬を行っていた（直接の死因は縊首，飛び降りなどの場合を含む）

この結果を受けて，厚生労働省の自殺・うつ病等対策プロジェクトチームは平成22年のまとめの中で，向精神薬服用中の患者と接することの多い薬剤師をゲートキーパーとし，過量服薬のリスクの高い患者を早期に見つけ出し，適切な医療に結び付けるためのキーパーソンとして活用することを提案しました．

うつ病患者では，①うつ病患者には認知障害（認知のゆがみ）があり，マイナス思考，悲観・否定的思考を持つため，あるいは②漠然とした希死念慮，「不安・焦りから死にたくなる」気持を持つためなどの理由から自殺が起こりやすくなります．

自殺の危険因子の因子としては，最近のネガティブなライフイベント（家族の死，重症な身体疾患に罹患，失職など），希薄な社会サポート，乏しい家族関係，不遇な生育環境，自殺未遂歴・自殺の家族歴などがあげられています．

薬局ではうつ病のサイン（患者の環境変化，酒量の変化，自殺願望など）を見落とさないようにするとともに以下の注意をします．

> ①自殺関連行動に対する注意
>   ・抗うつ薬服用による賦活作用の発見
>   ・家族との協力
> ②残薬の確認
>   ・実際の医薬品の残薬確認
>   ・こまめに確認
> ③重複投与の防止
>   ・処方日数と通院間隔のチェック

このような行動をとることで，患者さんとのコミュニケーションの機会を増やし，気になることがあれば受診勧告したり，精神科へ受診中であれば，処方医へ早めにフィードバックすることが一番の予防につながります．特に過量服薬歴のある患者への注意は大切です．

症例 8-3

不眠症
～3ヵ月後，症状改善により薬剤中止～

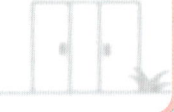

- 処 方 例 -

- 前回までマイスリー錠10mgで処方

マイスリー錠5mg　1回1錠，1日1回 就寝前 14日分

マイスリー錠5mg　1回1錠，眠れないときの服用として5回分

---

1 患者さんの背景

- **45歳女性　通院3ヵ月**

子供の受験も終わり，安心したことで気持ちが落ち着き，睡眠がとれるようになったので，服薬を止めることにした．

2 処方せんの背景

「症例8-1」の「処方せんの背景」の「マイスリー」を参照（p44）．非ベンゾジアゼピン系短時間型睡眠薬．3ヵ月の服薬により，常用量依存が形成されている可能性はある．このため急な断薬により反跳性不眠を発現しやすい．短時間作用型のため，10mg→5mg→2.5mgと量を徐々に減らしていくことがよい．長時間作用型の場合は，隔日投与による減量も可能である．

3 処方せんから考えられる疾患

➡ **不眠症**

改善がみられ，ここ1ヵ月間程度は十分な睡眠がとれるようになったことから薬剤を中止する予定．頓用は減量により，眠れなくなった際の追加分と考えられる．

4 患者さんに確認すること

1. 睡眠時間，就床時間，起床時間など最近の睡眠状態
2. 睡眠にかかる生活環境（心配ごとは解決したのか）
3. 止めることは患者自身の希望であるのか，医師も問題ないと判断をしてくれたか
4. 頓用の服薬回数，再診のタイミングについてどう考えているか

患者さんの 答え（例）

1. 睡眠時間は6〜7時間程度，もうすこし眠りたい気持ちはあるが，お弁当作りなど生活事情からは無理である．午前0時頃床につき，30分後には寝ついているし，朝6時半に目覚ましで起きている．
2. 受験は終わり，いまは春休みで一番のんびりしている．学校が始まるとお弁当を作る必要がある．
3. もう大丈夫と自分でも思っているので，医師に相談した．春休みののんびりした時期なので，よいタイミングと医師も判断してくれた．
4. いままでも半分にしたことはあるので，頓服はいらないと思ったが，医師に持っているようにいわれた．1時間以上寝つけなかったら飲むようにいわれている．

5 服薬指導のポイント

> 十分眠れるようになったら，睡眠薬の減量・中止を考える．減量を始めたばかりでは眠れないと思う日もあるかもしれないが，そのように感じる日が1日程度であれば増やす必要はなく，徐々に時間をかけて減らしていく．

1) 睡眠薬の量は今回，半量になっている．いままで十分に眠れているので半量でも同じように眠れるはずである．
2) この量で2週間問題なく眠れたら，さらに半量に減らすことになる．
3) 眠れないとき用に頓服が処方されているので，おまじない代わりと思って持つとよい．もし眠れない日があっても，いまは状態もよいので次の日は眠れると思うので，すぐに頓服しないほうがよい．2日目も眠れなかったら追加を

服薬するように.
4) あまり薬を減らしたことを意識せず,眠りが浅かったり,睡眠時間が短くても,いままで通り同じ時間に起床し,生活リズムは変えないことも大切である.

エキスパート薬剤師からの一言

　ベンゾジアゼピン系睡眠薬は常用量の服薬でも依存が形成されます.6ヵ月以上の服薬では必ず出現するといわれています.この患者さんの場合はまだ3ヵ月ですので,すぐに止められるかもしれませんが,念のため徐々に減量します.

　ベンゾジアゼピン系睡眠薬の依存性は精神的なもので,身体的な依存にまで及ぶことは少ないとされています.眠れないことや薬を減らしたことを気にしすぎると,減量できませんのでいままでどおりの生活をし,止めることを決めたのであれば安易にもとに戻すようなことはせず,一時の不眠を我慢することも必要です.

〈睡眠薬の減量・中止方法〉

A．投与量を徐々に減らす

B．休薬時間を徐々に伸ばす

C．AとBを組み合わせる

(内山 真：睡眠障害の対応と治療のガイドライン第2版，じほう，東京，2012より引用)

　Aは1/4ずつゆっくり減らす方法です．減量後，1〜2週間様子をみてから，次の1/4を減らしていきます．Bは徐々に服薬間隔を空けていきます．たとえば1日おきに服用し，十分眠れるようだったら2日おきにしてみます．次は週2回だけ飲み，その後は中止するなどしていきます．CはAとBを組み合わせた方法です．BやCの試みるには，短時間作用型から長時間作用型の睡眠薬に切り替えてから行うとよいといわれています．

症例 9 レストレスレッグス症候群

― 処 方 例 ―

ビ・シフロール錠0.125mg　1回1錠，1日1回 就寝前 7日分

---

1 患者さんの背景

● 27歳女性　初来局

初回質問表より

体　質：冷え性，胃弱．
アレルギー歴・副作用歴：特になし．
他科受診：なし．
併用薬：なし．
嗜好品：健康食品・サプリメント…総合ビタミン剤はときどき／お酒…週1
　　回ビール・チューハイ2～3杯／コーヒー・お茶…1日3～4杯．
生活上の注意：特記事項なし．
妊娠・授乳：なし．

2 処方せんの背景

● **ビ・シフロール　【プラミペキソール塩酸塩水和物】**
　D_2受容体刺激により，異常運動を抑制する．突発的睡眠，めまい，立ちくらみ，ふらつきなどの起立性低血圧など副作用の頻度が高い．1日1回就寝2～3時間前に0.25mgを経口投与．1日1回0.125mgより開始し，1日1回0.75mgまで増量可．増量は1週間以上の間隔をあけて行うこと．

3 処方せんから考えられる疾患

➡ **中等度～高度の特発性レストレスレッグス症候群（下肢静止不能症候群），パーキンソン病**

患者の年齢，他剤の併用がないことなどから，レストレスレッグス症候群と考えられる．

4 患者さんに確認すること

① 初回質問表の記載事項の確認
② 患者の症状（実際の症状，いつ頃から症状はみられたのか，出現部位，出現頻度・時間など）
③ 今回の症状で，いままでに服薬していたか
④ 医師から診断，予後など病状に対する説明はどのようにされたのか
⑤ 今回の処方薬ははじめての服用であるか
⑥ 医師から服薬方法や今後，常用量である2錠に増量されることを聞いているのか，しばらく服薬するようにいわれているのかなど

患者さんの 答え（例）

2 いままでも床に入ると足がソワソワして，眠れなくなることがあったが，病気とは知らなかった．新聞をみて知り，一度診察を受けてみようと思った．頻度は毎日の場合もあれば，1ヵ月くらい何もない時もあった．最近は間隔が短いように思う．症状が出るとマッサージをしたり，布団から起き出して軽くストレッチをしたりしていた．
3 5 薬を飲むのははじめて．
4 むずむず足（レストレスレッグス）症候群といわれた．高齢者には多いらしいが，若い女性にも多いといわれ，ちょっと安心した．薬でよくなると聞いた．
6 ただ副作用もあるので，飲んで様子をみながら，続けるかどうかを判断するといわれている．

5 服薬指導のポイント

> レストレスレッグス症候群は病気であることが広く認知されていない疾患である．薬物治療により，劇的な改善が認められることも多いが，副作用の多い薬剤のため，対処方法を説明しておく．

1) 服薬始めに頭痛や嘔気を感じることがある．ただし，少量の処方から開始しているため，副作用が出ない人も多い．また飲み続けることで慣れも出てくるので，そのまま服薬を続けるように．嘔吐するようであれば連絡してほしい．
2) 現在，毎日症状が出ているわけではないので，効果を実感しにくいかもしれないが，この量でも症状が軽くなる場合もある．
3) 今回は副作用を考慮して少量から開始し，問題なければ今後，0.25mg（2錠）に投与量が増えていくと思われるので，焦らずに治療を続けること．
4) 眠気が強く出ることがあるので，様子がわかるまで車の運転や危険な仕事は避けたほうがよい．
5) お酒を飲むと，薬の効果が強くなってしまい眠気が強まるので，なるべく飲酒は避けて量も減らすこと．お酒が抜けてから就寝前の薬を服薬すること．
6) 総合ビタミン剤を一緒に飲むことは問題ない．

エキスパート薬剤師からの一言

典型的なレストレスレッグス症候群の患者さんです．高齢者に発現しやすい疾患ですが，若い女性にも少なくありません．従来は治療薬が存在しませんでしたが，ドパミンアゴニストが効くことがわかり効能効果の承認を得たものもあります．ドパミンアゴニストは服薬開始時に嘔気や頭痛が出現しやすい副作用です．用量依存的に発現率が高くなることも明らかなため，少量から開始します．突発性睡眠の副作用が報告されているため，自動車の運転や危険な作業などを避けるよう，警告が出されています．

症例9．レストレスレッグス症候群　63

Break Time　レストレスレッグス症候群は有病率2〜5%といわれる疾患です．病状の特徴は以下の通りです．

> ①下肢の不快感を伴い，それが気になり，下肢を動かしたい欲求がある．
> ②安静時（座っている，床に就くなど）や身体を動かしていない時に，この症状が生じるあるいは増悪する．
> ③この症状・欲求はストレッチなどの運動をすると軽減する．
> ④この症状は日中より夕方から夜間に多い，もしくは夕方・夜間にのみみられる．

　原因不明の特発性の場合と，鉄欠乏性貧血やパーキンソン病などの疾患や向精神薬の服用による二次性の場合があります．

　二次性の場合は原疾患の治療が求められますが，特発性の場合は薬物療法が行われます．米国では低力価のオピオイドが用いられる場合もありますが，日本では認められていません．日本ではこの症例で処方されたドパミンアゴニストのプラミペキソール塩酸塩水和物製剤もしくはガバペンチンエナカルビルとなります．後者はガバペンチンのプロドラッグで，体内では興奮性グルタミン酸神経系の抑制，抑制系GABA系を更新させる働きがあります．

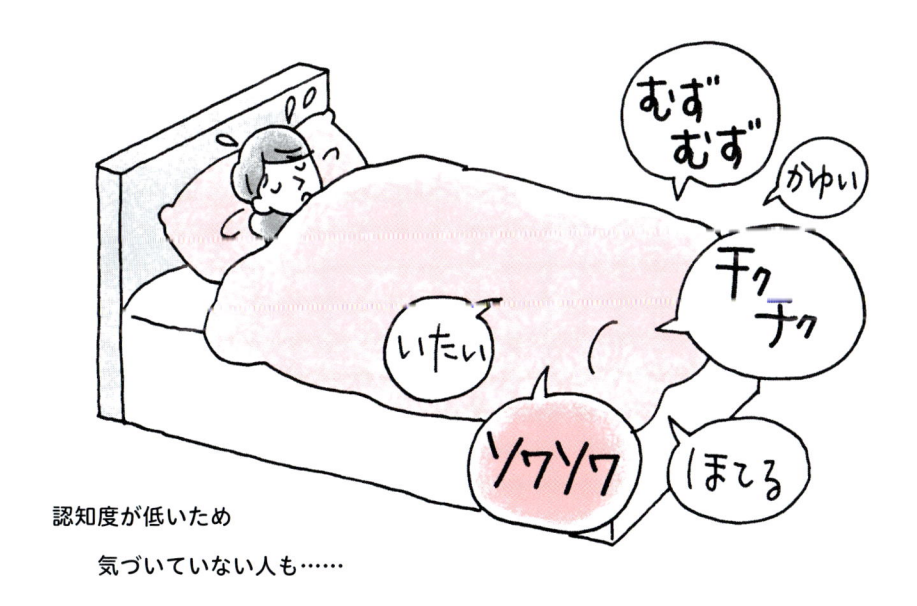

認知度が低いため

　気づいていない人も……

症例 10-1 統合失調症
〜初発で，本人と家族に指導〜

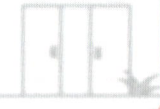

― 処 方 例 ―

リスパダール錠2mg　1回1錠，1日2回 朝夕食後 14日分

1 患者さんの背景

● 23歳男性　退院後はじめての外来受診（初来局）

初回質問表より

体　質：下痢・腹痛は多い．
アレルギー歴・副作用歴：特になし．
他科受診：なし．
併用薬：なし．
嗜好品：健康食品・サプリメント…なし／お酒…なし／コーヒー・お茶…1日2〜3杯，スポーツドリンクなどジュースはよく飲む．
備　考：現役の大学生．

2 処方せんの背景

● **リスパダール　【リスペリドン】**

　新規非定型抗精神病薬．D_2受容体拮抗作用に加え，5-HT_2受容体拮抗作用も併せ持つ．両者では5-HT_2拮抗作用のほうが強いため，セロトニン・ドパミン遮断薬（serotonin-dopamin antagonist：SDA）と分類されている．陽性症状・陰性症状ともに効果を示し，陽性症状への効果はハロペリドールとほぼ同等．

　非定型抗精神病薬は定型型抗精神病薬よりも錐体外路障害の副作用が少ない

ことが特徴のひとつであるが，リスペリドンではアカシジアの発現は少なくない．特に服薬初期に注意する．その他の副作用では体重増加，高血糖などにも注意する．1回1mg，1日2回より開始し，徐々に増量．通常1回1～3mg，1日2回投与．12mg/日まで増量可．

3 処方せんから考えられる疾患

➡ **統合失調症**
　併用薬がないことから，しばらく服薬しており副作用もなく安定していると考えられる．

4 患者さんに確認すること

① 初回質問表の記載事項の確認
② 今回の症状で，いままでに服薬していたか
③ 今回の処方薬ははじめての服用であるか
④ 患者さんの症状，病気に対して認識しているか確認
⑤ 医師からの診断，予後など病状に対する説明，薬に関する説明
⑥ 患者さんの服薬に関する思い，処方された薬剤を理解しているか確認

〈退院後，今回より外来通院に移行したことがわかった場合〉
⑦ 入院中に病院で受けた服薬指導について
⑧ 退院後，自宅での服薬管理での問題点はなかったか
⑨ 服薬コンプライアンスは守られていたか
⑩ 退院後，患者さんの生活面を含め管理するキーパーソンはだれか

　以上，家族も一緒に来局しているのであれば，患者さん本人だけでなく家族にも確認する．最終的には患者さん自身の思いが大切であるが，初期は家族への服薬指導が中心になることもある．

患者さんの　答え（例）

２　３　周囲の視線や声が気になって何もできなくなり，入院した．入院時も同じ薬を飲んでいた．錠数も多かったし，副作用予防の薬ももらっていた．

4 薬も減り，退院できたし，自分でもだいぶよくなったと思っている．
5 医師からはデイケアを勧められたが，大学へ戻り卒業したいと考えている．
6 薬を飲んだら，視線は気にならなくなったし楽になった．いまのところ服薬は苦痛ではないが，いつまで飲むのか気になる．
7 入院中に薬の作用や副作用は薬剤師から聞いた．ずっと飲まなければならないような話だったが，本当にその必要があるのだろうかと思っている．
8 9 10 母親が薬の管理をしてくれているので，忘れずに飲んでいた．

家族からの 補足（例）

6 入院して薬を飲むようになってからは落ち着いたので，このまま維持してほしい．
4 無理しすぎたように思うので，ゆっくり単位を取り，就職を焦らなくてもよいと話しているが，患者本人が迷惑をかけたことを気にして焦っていることが心配．
5 医師からは最初の薬で症状が落ち着いたので，このまま服薬を続け，生活リズムを大きく変えることのないように，また就職などは次のステップと考えてしばらくは無理をしないようにといわれている．
10 退院後は家族全員でフォローはするが，母親が面倒をみることは多くなる．

5 服薬指導のポイント

> 抗精神病薬は鎮静薬ではなく，対症療法薬でもない．統合失調症患者さんのストレス耐性を高め，疾病の再燃・再発を予防する．症状がなくなっても，本質的な治療は継続していく必要がある．病院内で服薬指導を受けている場合は，その内容を確認しながら指導する．

1）はじめにみられた症状は服薬を続けることで治まっている．ただ病気の根本的な原因が治ったわけではないので，今後も服薬は必要である．
2）おそらくストレスからさまざまな刺激に対して過敏となり，症状が出たと

考えられる．薬は症状を抑えるためだけのものではなく，ストレスがかかった時に過敏にならないようにバランスをとるような働きもしている．

3) 服薬を始めて3ヵ月以上たっているので，アレルギーなどの過敏症状の副作用の心配は低い．眠気もいま以上に強くなる可能性は低い．手がふるえたり，口が無意識に動き出すようなことがあればチェックを．本人よりも家族が気づくことが多いので，お母さんもみてあげてほしい．

4) ジュースやお茶などの飲む量に気をつけるように．体重が増える，口が渇く，食欲が増す，トイレが近くなるなどの変化がみられたら，連絡するように．

5) 例えば，痛み止めは飲むとすぐ効き，飲むのを止めるとまたすぐ痛みが出るが，リスペリドンは徐々に効果が現れたはず．効果は長期的に続くので，1回忘れたくらいでは急に症状が変わることはない．ただ止めてしまうと，薬によって得られていたバランスが崩れていくので，数ヵ月で症状はぶり返す可能性が高い．しばらくはこのまま続けるように．

6) しばらく薬を飲み続けているので，急な断薬は副作用の原因にもなる．医師の指示に従って服薬するように．

7) 今後，他の薬を飲んだり，サプリメントをとったりしようと思う時には，あらかじめ相談してほしい．

8) 生活リズムを保ち，服薬コンプライアンスを守るためにもデイケアに通うことを考慮してはどうか．

エキスパート薬剤師からの一言

　23歳という年齢とリスペリドンの単独処方であることから，統合失調症で維持療法中であることが想像できます．多くの患者さんは，テレパシー体験や視線を感じるなどの症状が改善されると抗精神病薬の効果を実感しますが，本来の効果は症状を軽減することだけでなく，ストレスに対するドパミンのバランス（＝ストレス耐性）を調整することにあります．ストレス耐性を調整し続けるうえで服薬は必要ですが，初回の服薬指導ではそこまで理解してもらうことは難しいかもしれません．これからの服薬指導の中で徐々に理解を深めてもらえるように説明していきます．

　非定型抗精神病薬は定型抗精神病薬よりも副作用が少なくなりましたが，水中毒などの可能性はありますので，スポーツドリンクをよく飲むこの患者さんの変化には注目しておく必要があります．

症例 10-2 統合失調症
〜来局2回目〜

― 処 方 例 ―

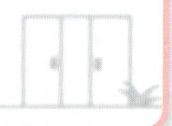

- 処方日数14日分から35日分へ変更

リスパダール錠2mg　1回1錠，1日2回 朝夕食後 35日分

---

1 患者さんの背景

● **23歳男性　来局2回目**

【前回確認できたこと】

- テレパシー体験，幻聴など陽性症状が認められて入院したが，薬物反応性はよくリスパダールで軽快し，3ヵ月後に退院となる．
- 薬で症状は治まったし，副作用で気になることは特にない．デイケア通院を勧められているが復学を優先したく，就職活動もしたい．いつまで薬を飲まなければならないのかと思っている．

2 処方せんの背景

「症例10-1」の「処方せんの背景」の「リスパダール」を参照（p62）．

3 処方せんから考えられる疾患

➡ **統合失調症**

前回から投与日数が延長されていること，他は変更されていないことから効果・副作用ともに問題のないことが想定される．

4 患者さんに確認すること

今回も家族が一緒に来局しているのであれば，家族にも確認する．
① 服薬コンプライアンスは守られていたか（何錠残っているのか確認する）
② 退院後の症状の変化はなかったか
③ 薬の副作用と思われるような，気になることはなかったか
④ 睡眠や運動はとれていたか．生活リズムはどうだったか
⑤ 復学への思いや焦る気持ちは変わらないか，あるいは変化があったか
⑥ 前回確認できなかったこと

患者さんの　答え（例）
① ② ③ 前回から2週間の服薬は適切で，錠剤の残りはない．

家族からの　補足（例）
② ③ 症状の変化や副作用と思われるような変化も認められなかった．
④ 朝起きるのがつらそうな時もあったが，大学に戻ることも意識し，早寝早起きを守っていた．
⑤ デイケアへの参加はしないこと，復学したいことを本人が強く訴えており，焦りは強いようだ．

5 服薬指導のポイント

外来通院中で落ち着いてきた患者さんには，再燃予防，再発予防のために服薬継続が大切であることを理解してもらう服薬指導を行おう．

1）薬を飲んでいることで，いまの状態を維持していることを理解してもらう．ストレス耐性は，調整し続けていく必要があるものである．
2）多くの患者さんが何年も飲み続けているので，安全な薬である．ビタミン剤，栄養剤のように思って飲み続けていたほうがよい．
3）薬を飲んでいくうえで不都合があれば，服用の時間，剤形などの調整はできるので早めに話すように．

4）薬を止めたいと思った時には，必ず相談するように．
5）日常生活が大きく変わるような時には，ストレス耐性の調整も必要なため，きちんと服薬していても体調が悪化することはありうる．心配な時には早めに相談してほしい．

> **エキスパート薬剤師からの一言**
>
> 　退院後の2度目の外来通院で，きちんと自分自身で服薬管理もできている患者さんです．いまは復学と就職を考え，規則正しい生活を過ごしています．今後もこの状況が続けられるように薬剤師もフォローしていきます．
> 　病気は完全に治ったわけではなく，生活環境の変化などストレスがかかり，精神的なバランスが崩れるとまた症状が出ることを理解してもらい，バランスの維持には継続的な服薬が必要であることを理解してもらいます．特に就職など一生懸命なことがあると，その緊張が途切れた時に再発しやすいので，見守る必要があります．薬剤師を薬物療法のパートナーとして利用してもらえるようになりましょう．

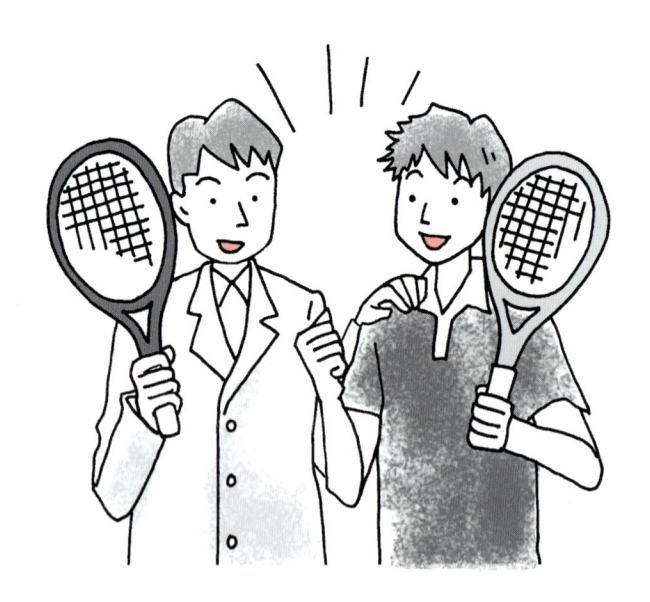

患者さんが生活環境の変化に対応できるよう

薬物療法のパートナーとしてフォローしよう

Break Time

〈抗精神病薬で発現しやすい重大な副作用と初期症状〉

重大な副作用	初期症状
悪性症候群	発熱，錐体外路症状，自律神経症状，意識障害など
遅発性ジスキネジア	口部，舌，顎などに出現する持続的な不随意運動 （口をすぼめる，舌を左右に動かす，口をもぐもぐさせる）
高血糖 （糖尿病ケトアシドーシス，糖尿病性昏睡）	口渇，多飲，多尿，頻尿，体重増加など
心機能障害	めまい，ふらつき，動悸，胸部痛，徐脈など
麻痺性イレウス	食欲低下，便秘，腹部膨満感，嘔気・嘔吐など
無顆粒球症，白血球減少症	突然の高熱，寒気，のどの痛みなど
肝機能障害，黄疸	倦怠感，易疲労感など
抗利尿ホルモン不適合分泌症候群	多飲，頭痛，嘔気・嘔吐など
横紋筋融解症	筋肉痛，脱力感，褐色尿など
痙攣発作	めまい，ふらつき，頭痛，手足のしびれ，意識不明瞭など
脳血管障害	脳梗塞：手足の麻痺やしびれ，しゃべりにくいなど くも膜下出血：頭痛，嘔吐・意識障害など
肺塞栓症，深部静脈血栓症	肺塞栓症：胸の痛み，呼吸困難など 深部静脈血栓症：片方の足の急激な痛みや腫れなど

症例10-3 統合失調症
〜3年後，コンプライアンス悪化により症状悪化傾向〜

― 処 方 例 ―

リスパダール錠1mg　1回1錠，1日2回 朝夕食後 14日分

アキネトン錠1mg　1回1錠，1日2回 朝夕食後 14日分

1 患者さんの背景

- **26歳男性　3ヵ月ぶりの来局**

薬歴より

- 退院後も定期的に通院し，服薬コンプライアンスもよかった．大学を卒業し，事務職で就職．就職後も体調は変わらず．リスパダールは2mg/日に減量．その後も通院は続いていたが，仕事の都合で処方は2ヵ月間隔となっていた．
- 最後の来局は3ヵ月前．3ヵ月ぶりの来局のため，初回質問表を再度依頼した．

初回質問表（再記入）

体　質：下痢・腹痛は多い．
アレルギー歴・副作用歴：特になし．
他科受診：なし．
併用薬：なし．
嗜好品：健康食品・サプリメント…なし／お酒…なし／コーヒー・お茶…1日3〜4杯．
生活上の注意：なし．

2 処方せんの背景

● **リスパダール** 【リスペリドン】
「症例10-1」の「処方せんの背景」の「リスパダール」（p62）を参照.

● **アキネトン** 【ビペリデン塩酸塩】
抗コリン薬．抗精神病薬による錐体外路障害に対する治療薬として処方されている．1回1mg, 1日2回より開始し, その後漸増して1回2〜3mg, 1日2回投与まで増量可．

3 処方せんから考えられる疾患

➡ **統合失調症**
アキネトンが追加されたことから, 副作用の発現への対処が示唆された.

4 患者さんに確認すること

❶ 初回質問表（再記入）の記載事項の確認
❷ 久々の来局であるが, 服薬はどのようにしていたのか
❸ 仕事を始めていたはずであったが, 続けているか
❹ いま服薬についてどのように考えているか
❺ 中止後に副作用はなかったのか
❻ アキネトンの必要性を理解しているか

患者さんの 答え（例）

2 朝食後薬を飲むと眠くなったので, 仕事に支障がありそうな気がして服薬を止めてみた. それでも症状は変わらないので, 夕食後薬も止めていたが, また人の視線が気になり始めたので, 急ぎ受診.
3 仕事は続けている.
4 完全服薬中断期間は2ヵ月で自己判断で止めたことを後悔しており, 薬の必要性がわかったと話している.
6 最初に飲み始めた時にアキネトンは飲んでいた.

5 服薬指導のポイント

> 服薬に伴う倦怠感・眠気には理解を示し，日常生活の支障のない服薬管理方法を一緒に考えよう．服薬中断により2/3以上の症例は再発を繰り返している．

1）以前にリスペリドンがよく効いていたので，今回も効くと思われる．効果が実感できるまでは1ヵ月くらい必要．
2）しばらく服薬していなかったので，手のふるえやソワソワ感などの副作用予防としてアキネトンも出されている．一緒に服用するように．リスペリドンの最低量から開始し，いままでこの量で維持してきたが，視線が気になるようであれば一度増量し，落ち着いてきたらまた減量することになるだろう．
3）眠気はまた現れるかもしれないが，仕事に支障の少ない服薬方法を相談しながら一緒に考えるので，自己判断で調整しないように．
4）服薬を止めてしまうと症状が再発することもわかったと思うので，続けて飲むように．バランスが崩れてから症状が出るまでには，時間的なずれがある．逆にバランスが整っても症状が残る場合もある．表面に出る症状は病気の本体の一部でしかないので，それに惑わされることなく服薬は続けるように．
5）服薬を続けていても，職場や家族との生活の変化といったストレスで症状が変わることは今後もありうるので，今回のように早めに医師に相談するのはとてもよいこと．病気とうまく付き合っていくことが大切である．

エキスパート薬剤師からの一言

　服薬中断によって症状が再燃した症例です．テレパシー体験が消失し，大学に復帰，就職もしましたが，デスクワークで眠くなってしまうことが多く，服薬を自己調整してしまいました．その後，朝の服薬を中止しても症状が変わらなかったため，すべてを中止してみようと考えたようです．過去の治療で効果が確認されており，眠気以外には気になる副作用はなかったようですので，リスペリドンが第一選択となりました．完全断薬期間があり，初回服薬時と同じように副作用は出現しやすくなっていますので，再度，副作用要望の薬剤も処方されたものと思われます．本人が中止したことを反省しているようですので，あまり厳しく注意することなく，再度，服薬を続けられるようにアドヒアランスを上げる指導をしましょう．なお，患者さんが服薬を止めたいと思う時には，何かしら理由のあることがほとんどです．理由を聴いて医師や薬剤師が環境調整を先にすることも大切です．

> **Break Time** 〈精神神経用剤（SSRI, SNRI, 抗パーキンソン薬を含む）に関するハイリスク管理のポイント〉
>
> 1) 患者に対する処方内容（薬剤名，用法・用量など）の確認
> 2) 服薬に対する意識が低い患者および患者家族への教育とアドヒアランスの向上
> 3) 副作用モニタリングおよび重篤な副作用発生時の対処方法の教育
>   (ア) 原疾患の症状と類似した副作用（錐体外路症状，パーキンソン症候群など）
>   (イ) 致死的副作用（悪性症候群，セロトニン症候群など）
>   (ウ) 非定型抗精神病薬による，血液疾患，内分泌疾患など
>   (エ) 転倒に関する注意喚起
> 4) 薬物の依存傾向を示す患者などに対して，治療開始時における適正な薬物療法に関する情報を提供
> 5) 一般用医薬品やサプリメントなどを含め，併用薬および食事との相互作用の確認
> 6) 自殺企図などによる過量服薬の危険性のある患者の把握と服薬管理の徹底
>
> （日本薬剤師会：薬局におけるハイリスク薬の薬学的管理指導に関する業務ガイドライン，第2版，2011）
>
> このガイドラインでは，薬局の薬剤師に対して，副作用や相互作用のモニタリングなどの適正使用の推進だけでなく，服薬アドヒアランスを高め，外来治療中の服薬継続を支援することや，薬物依存や過量服薬の防止にも努めるという精神疾患患者に特有な問題への対応を求めています．
>
> 特に抗精神病薬に関するポイントを以下に示します．
>
> ①用法用量のチェック
>
> 多くの抗精神病薬は副作用を抑えるために1日最高投与量が定められています．1つのRpでは用量内でも，頓服の追加処方や，患者自身の通院頻度により重複処方になっていないかどうかまで，広く注意をすることが望まれます．
>
> ②服薬アドヒアランスの向上
>
> 精神神経用剤を服用する際の倦怠感，過去の副作用経験，薬に対するイメージなどから拒薬する患者さんは少なくありません．抗精神病薬は患者さんのストレス脆弱性を調整する役割を担っていますので，長期的な服薬が求められます．なぜ服薬が必要なのかを理解してもらい服薬アドヒアランスを上げていくように話しましょう．
>
> ③薬物依存傾向を示す患者さんへの指導
>
> 精神疾患患者さんは一般的には拒薬することが多いと考えられていますが，中には医師の指示以上に服薬してしまう方もいます．「イライラしたので飲んだ」「落ち着かなくて飲んだ」などと答えることが多く，添付文書の用量を超えて服薬してしまう患者さんもいますので，処方日数より通院間隔が狭まってしまう患者さんには注意してください．
>
> 頻回に服薬しなくとも，1回の服薬で効果は持続していること，症状に対する薬の効果は，本来は速効的なものではないこと，規定量以上の服薬は副作用のリスクが急激に増すことなどを説明し，医師の指示通りに服薬することの重要性を理解してもらいましょう．
>
> なお，アルコール中毒や薬物依存に陥った人は，他の薬剤の依存にも陥りやすいといわれていますので，留意する必要はあります．

症例11 統合失調症
～薬剤切り替え中～

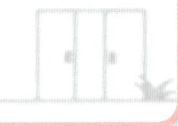

処 方 例

- セレネース錠が4.5mgから3mgへ減量，エビリファイ錠を追加

セレネース錠3mg　1回1錠，1日2回 朝夕食後 14日分
エビリファイ錠3mg　1回1錠，1日2回 朝夕食後 14日分
デパケンR錠200　1回1錠，1日2回 朝夕食後 14日分

1 患者さんの背景

- 35歳女性　定期的に来局

最新の薬歴基本情報より

体　質：花粉症．
アレルギー歴・副作用歴：特になし．
他科受診：現在はなし．
併用薬：現在はなし．
嗜好品：健康食品・サプリメント…ビタミンC，ハーブ茶（カモミールなど）／喫煙・飲酒…なし／お茶…1日4～5杯．
生活上の注意：特記事項なし．
妊娠・授乳：なし．

薬歴より

　20歳時に統合失調症を発症．ハロペリドールで治療開始し，薬物反応性がよく症状は改善．副作用は服薬開始時に振戦，1～2年前から口部振戦（perioral tremor：ラビットシンドローム）の出現があった．抗コリン薬を服薬し

たが，便秘がひどくなり中止．オランザピンへの切り替えが検討されたが，本人が体重増加を嫌い変更せずにいた．今後の遅発性ジスキネジアの発現を考慮し，再度薬剤変更が医師より提案され，本人も希望したため変更に踏み切った．ただし経済的理由から入院はせず，外来通院となった．

2 処方せんの背景

● セレネース　【ハロペリドール】
定型抗精神病薬の標準薬で，ブチロフェノン系抗精神病薬．D_2受容体遮断作用は極めて強いが，錐体外路障害を発現しやすい．0.75～2.25mg/日から開始し，徐々に増量．維持量は3～6mg/日．

● エビリファイ　【アリピプラゾール】
非定型抗精神病薬でD_2受容体部分作動薬に分類される．ドパミン受容体を遮断する他の抗精神病薬とは作用機序がまったく異なる．錐体外路障害の発現は低い．6～12mg/日，1～2回分割経口投与から開始し，維持用量は6～24mg/日．30mg/日まで増量可．

● デパケンR　【バルプロ酸ナトリウム徐放剤】
気分安定薬．「症例7」の「処方せんの背景」の「デパケンR錠」を参照（p41）．エビリファイへの切り替え時の一時的な興奮状態に対し，奏効するとの報告がある．

3 処方せんから考えられる疾患

➡ 統合失調症

4 患者さんに確認すること

① 最近の薬歴基本情報の記載項目を確認
② 薬剤変更のスケジュールをどのように聞いているのか
③ しばらくは通院間隔が短くなるが，通院できるか
④ 切り替えによるメリットとデメリットを知っているか
⑤ 切り替え中に注意すべきことの説明を受けているのか，また理解できているのか

患者さんの 答え(例)

2 まず新しい薬を追加してその後の様子を確認し，問題なければいままで飲んでいたものを徐々に減らしていくと聞いている．
3 いままでは月1回の診療であったが，2週間ごとに通うことも聞いている．
4 今後，出てくるかもしれない副作用の可能性を減らせることがメリット，新しい薬が合うとは限らないので，調整に時間がかかるかもしれないといわれた．
5 いままで通りの生活で，無理をしない．

5 服薬指導のポイント

将来的な副作用の予防のための薬剤切り替え．切り替え時期は，症状が悪化することがあるので，細やかな観察が必要となる．今回は切り替える予定の薬剤の追加である．全体的な切り替えスケジュールを理解しよう．

1) 症状は安定していたが，副作用が治まらないことが問題となった．今後はより重い状態にならないために，副作用の少ない薬剤への切り替えを行うことになった．
2) 長期間飲んでいた薬を切り替えるため，慌てずゆっくり切り替えることがポイントとなる．今回の処方は切り替える予定のエビリファイ錠を追加している．デパケンR錠は切り替え時の副作用予防のために処方されており，将来的には中止されるが数ヵ月は必要である．
3) エビリファイ錠の追加により，症状の変化（幻聴や幻覚，妄想の出現など）があるかもしれないので，小さなことでも教えてほしい．
4) 気になることがあったら，すぐに医師か薬剤師に連絡するように．

エキスパート薬剤師からの一言

今後の副作用を考慮して定型抗精神病薬から非定型抗精神病薬へ切り替えることになった患者さんです．15年近く症状は安定していますので，無理に切り替えが必要な症例ではありません．また体重増加を嫌っていますので，オランザピンやクエチアピンへの切り替えはできません．錐体外路障害が出現しや

すい傾向があるようですので，アリピプラゾールが選択されました．アリピプラゾールはドパミン受容体部分作動薬ですので，興奮，イライラなどの症状が出現する可能性があります．その予防としてバルプロ酸が併用されています．

切り替え時は短期の入院をする場合もありますが，この患者さんは経済的な問題から外来で切り替えることになりました．切り替え中の症状の変化はこまめに確認していくことが大切です．

Break Time

〈エビリファイへの切り替えの3技法〉

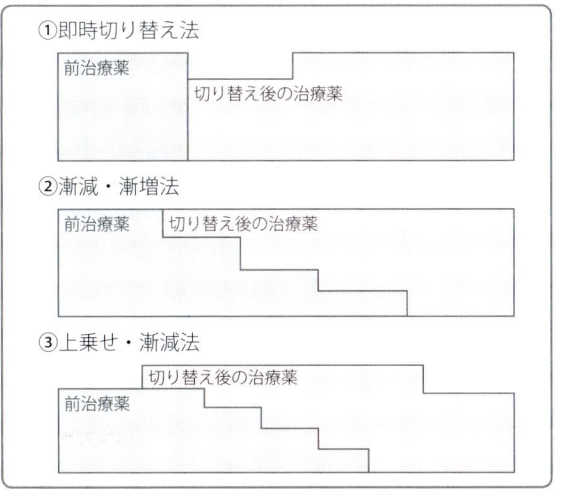

①即時切り替え法
　前治療薬
　切り替え後の治療薬

②漸減・漸増法
　前治療薬
　切り替え後の治療薬

③上乗せ・漸減法
　切り替え後の治療薬
　前治療薬

(石郷岡純ほか：チームで変える第二世代抗精神病薬による統合失調症治療，p247，中山書店，東京，2006より一部改変)

一般的に，抗精神病薬の切り替えの方法は，上記の3種類の中から選択されます．
①即時切り替え法は，入院して急速に切り替える時に適している．簡単ではあるが，前治療薬の退薬症状の出現する可能性はある．
②漸減・漸増法は前治療薬の錐体外路症状が原因で切り替える時に適しているが，減量速度が速すぎると症状の悪化がみられる可能性がある．アリピプラゾールはこの方法で切り替えられることが推奨されている．切り替え時の症状悪化を防ぐために，バルプロ酸を併用することもある．
③上乗せ・漸減法は切り替え中に再燃リスクが高い場合に用いられるが，副作用が増幅する可能性がある．

症例12 統合失調症
～難治例・多剤併用～

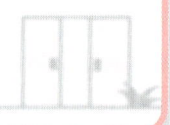

─ 処 方 例 ─

- リスペリドンからロナセンに切り替え，4週間前にリスペリドンを中止

ロナセン錠4mg　1回1錠，1日2回 朝夕食後 28日分

コントミン糖衣錠50mg　1回2錠，1日2回 朝夕食後 28日分

レボトミン錠50mg　1回2錠，1日1回 就寝前 28日分

セロクエル25mg錠　1回2錠，1日3回 毎食後 28日分

アーテン錠2mg　1回1錠，1日3回 毎食後 28日分

1 患者さんの背景

- 48歳女性　定期的に来局

最新の薬歴基本情報より

体　質：脂質異常症．
アレルギー歴・副作用歴：特になし．
他科受診：内科．
併用薬：メバロチン．
嗜好品：健康食品・サプリメント…なし／タバコ…1日10本程度／お酒…なし／コーヒー・お茶…食事時にウーロン茶1日3～4杯，水500mL以上（ダイエットと便秘のため）．
生活上の注意：特記事項なし．
妊娠・授乳：なし．

症例12. 統合失調症 ～難治例・多剤併用～

薬歴より

　25歳時に統合失調症を発症，主な症状は幻聴．ハロペリドールで改善するも錐体外路障害発現しやすく，コントミン中心の薬物療法を受けていた．症状を抑えるため，CP（クロルプロマジン）換算最大1,200mgまで服薬した時もある．非定型抗精神病薬が発売されてからはリスペリドンを服薬．アカシジアとパーキンソン様症状（上腕の不随意運動，歩行困難など）が出現したためリスペリドンを減量し，セロクエルとの併用となったが，副作用のためどちらも用量を増やせない状態が続いていた．リスペリドンからロナセンへの切り替えを調整中で，4週間前となる前回来局時にリスペリドン投与が中止となった．
　副作用への対応や薬剤変更などすべて外来治療で対応．目立った症状変化はなく，家族がフォローしてきた．

2 処方せんの背景

● ロナセン　【ブロナンセリン】

　新規非定型抗精神病薬．D_2受容体拮抗作用，5-HT_2受容体拮抗作用を併せ持つ．両者ではD_2拮抗作用のほうが強いためSDAに分類されるが，ドパミン・セロトニン遮断薬（dopamine-serotonine antagonist : DSA）と呼ばれることもある．陽性症状，陰性症状ともに効果を示す．食事により吸収の変わることがわかっているので，食後投与を守ること．
　1回4mg，1日2回食後経口投与より開始し，維持量として8～16mg/日，24mg/日まで増量可．

● コントミン　【クロルプロマジン塩酸塩】

　フェノチアジン系定型抗精神病薬の標準薬．鎮静作用が強い．用量幅が広いため，錐体外路障害や便秘などの副作用の出やすい患者への調整に長い間処方されてきた．50～450mg/日を分割経口投与．

● レボトミン　【レボメプロマジンマレイン酸塩】

　フェノチアジン系定型抗精神病薬．鎮静作用が極めて強いため，1日1回投与で熟眠薬として処方されることが多い．25～200mg/日を分割経口投与．

● セロクエル　【クエチアピンフマル酸塩】

　非定型抗精神病薬．多元受容体標的抗精神病薬（multi-acting receptor

targeted antipsychotics：MARTA）に分類される．D_2，5-HT_2受容体だけでなく，アドレナリン$α_1$，$α_2$などの受容体にも結合し，脳内の神経伝達のバランスをとり，陰性症状，陽性症状に効果を示す．眠気の副作用頻度が高いため，夕食後と就寝前の投与とする場合もある．体重増加，高血糖に注意する．1回25mg，1日2～3回より投与を開始し，維持量は150～600mg/日を2～3回に分けて経口投与．最大750mg/日まで増量可．

● **アーテン　【トリヘキシフェニジル塩酸塩】**
　抗コリン薬で，薬剤性パーキンソニズム，薬剤性ジスキネジアなどの治療に用いられる世界標準薬．便秘や口渇，せん妄の発現に注意が必要である．2～10mg/日を3～4回に分割経口投与．

3 処方せんから考えられる疾患

➡ **統合失調症**
　多剤併用であることから，病歴が長く，治療困難症例であることが想像される．

4 患者さんに確認すること

❶ 最近の薬歴基本情報を確認
❷ 現在，気になっていること，困っていること
❸ 前回からリスペリドンをカットしたが，症状の変化はないのか．幻聴は変わっていないか
❹ 副作用の確認．アカシジアやパーキンソニズムは変化していないか
❺ 服薬時点が3種類，錠数も1回1錠と2錠のものがあり，複雑である．適切に服薬できているのか
❻ 運動など，生活改善はどのようにされているのか．脂質異常症に対する対策は，薬物治療以外にどのようなことをしているのか

> **患者さんの　答え(例)**
> ❷❺ 薬の種類・数が多く，ときどき飲み忘れることがあり，また家族によるサポートが難しい場面がある．
> ❸ 薬を変更してもらったが，特に気になることはない．
> ❹ 副作用もまだ変わらない．

6 運動をして規則正しい生活をしなければと思っているが，薬のためか眠くだるいため，家で過ごしていることが多い．

5 服薬指導のポイント

副作用が発現しやすく，十分に増量できないまま多剤併用となり，病歴が長くなっている．外来通院が続けられているのは家族のフォローがあってこそであり，家族を支える服薬支援をしよう．

1）ソワソワした感じや手のふるえは薬の副作用と考えられるので，ロナセンに切り替わった．効果そのものは大きく変わらない．セロクエルの眠気が強いようなので量を少なくし，他の薬と組み合わせることで副作用を抑えている．
2）薬の切り替えがあったので，症状，副作用とも落ち着くまでにすこし時間がかかる．何か気になることがあれば，小さなことでも連絡してほしい．
3）服薬時点・錠数がいろいろあり，わからなくなるようであれば工夫するので，要望を伝えてほしい．
4）いつ飲み忘れることが多いのかなど確認しながら，飲みつづけられる工夫を一緒に考えるため，手もとの薬の残数を教えてほしい．薬局に残薬を持ってきてもらえれば，一緒に確認する．
5）規則正しい生活リズムはダイエットにもよいし，飲み忘れ防止になる．

エキスパート薬剤師からの一言

統合失調症の薬物治療では，抗精神病薬は一薬剤で行い，多剤併用は避けることが望ましいのですが，副作用のために十分に投与量を増やすことができない場合，このような処方になってしまうことがあります．飲み方が複雑であることは患者さんのコンプライアンスを下げる要因になりますので，医師と相談しながらできるだけシンプルな服薬方法に調整していくことは大切です．

また一包化調剤することも1つの手段です．多剤併用は副作用を軽減させているつもりが相互作用により，結局副作用が発現しやすい場合がありますので，注意しましょう．

症例13 統合失調症
〜気分安定薬併用〜

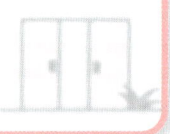

― 処 方 例 ―

- デパケンR錠200が今回より追加

ジプレキサ錠10mg　1回2錠，1日1回 就寝前 28日分

デパケンR錠200　1回2錠，1日1回 就寝前 28日分

---

1 患者さんの背景

● 33歳男性　定期的に来局

最新の薬歴基本情報より

体　質：花粉症．
アレルギー歴・副作用歴：特になし．
他科受診：現在はなし．
併用薬：現在はなし．
嗜好品：健康食品・サプリメント…なし／飲酒…なし／タバコ…3日で1箱程度／コーヒー・お茶…1日4〜5杯．
生活上の注意：特記事項なし．

薬歴より

　18歳時に発症．患者さんも病名を知っており，病識もある．ハロペリドールにより安定しデイケアでフォローされていたが，2年でデイケアを卒業．遅発性ジスキネジアを考慮しジプレキサへの切り替えも7年前に行い，以後，単剤で調整され，落ち着いていた．

症例13. 統合失調症　～気分安定薬併用～　　85

2　処方せんの背景

● ジプレキサ　【オランザピン】
　非定型抗精神病薬でMARTAに分類される．統合失調症の陽性症状，陰性症状，認知障害，不安症状，うつ症状などに対して効果があるとされている．一方で，体重増加や血糖値の著しい上昇などの定型抗精神病薬にはなかった副作用が発現する．
　1回5～10mg，1日1回経口投与より開始し，維持量は1日1回10mg，20mg/日まで増量可．

● デパケンR　【バルプロ酸ナトリウム徐放剤】
　気分安定薬．「症例7」の「処方せんの背景」の「デパケンR」（p41）を参照．統合失調症のイライラ，不穏などに補充療法として処方されるが，適応外処方である．用量は躁病への処方時と変わらない．

3　処方せんから考えられる疾患

➡ 統合失調症
　同じ処方で初来局の患者さんの場合，双極性障害の可能性も考えられる．この患者さんは，定期的な来局が続いていることから統合失調症であることは既知のことである．

4　患者さんに確認すること

① 薬歴基本情報の記載事項の確認
② 症状の自覚的な変化，困っている症状は何か，またその原因はあるのか
③ デパケンR追加を理解しているのか，追加の理由を理解しているのか
④ いままでの服薬コンプライアンス
⑤ 副作用と思われる症状の有無

患者さんの 答え（例）

②③ このところ落ち着かずイライラすることがあるが，幻聴，妄想などの精神症状には変わりがないため，デパケンRを追加して様子をみることになった．

4) 薬はきちんと飲んでいた．必要なものと理解しているので，服薬が嫌だとか止めたいとは思っていない．
5) 眠気はあるが，その他はどうしても調整してほしいと思うような副作用はない．

5 服薬指導のポイント

> デパケンRは気分安定薬．抗精神病薬の補助療法として，追加処方されており，イライラするなどの気分の波を落ち着かせる．対症療法的に用いられるので，症状が安定すれば減薬されるものと思われる．

1) デパケンRはもともとてんかん治療薬であったが，躁病の躁状態やうつ病などにも効果がみられることがわかってきた．現在，イライラするなどだけで幻聴は変わりないため，抗精神病薬ではなく気分安定薬で症状変化をみることにしたと考えられる．
2) 長年多くの人に使われている安全性の高い薬である．
3) 服薬初期は眠気を感じると思うが，慣れがあるので様子をみながら続けたほうがよい．起きていられないくらい眠気が強い時には連絡してほしい．
4) デパケンRは服薬を続けていると，食欲が出て体重増加の可能性もある．これまでジプレキサによる体重増加，高血糖は出ていないが，今後食欲が高まるようであれば調整する．
5) 毎回忘れずに服薬していても，今回のように症状に変化がみられることはありうる．今回と同じように早めに医師に話し，対策をとることはとても大切なことであるので，小さなことでも気になることは話してほしい．
6) デパケンを長期間服薬するかどうかは，症状の変化をみて医師との相談になる．

エキスパート薬剤師からの一言

抗精神病薬を医師の指示通りに服薬していても環境要因などにより，症状の再燃（悪化）がみられることはよくあることです．統合失調症の治療は薬物療

法だけでは難しいとされる理由でもあります．健常人と同じように季節や生活環境の変化など，日常生活上の変化が患者さんにとってのストレスバランスを崩す要因になります．このような時に早く対処すれば入院しなくとも症状を落ち着かせることは可能です．

　今回のように早めに医師に情報を伝え対処することが今後も大切であると，患者さんに理解してもらうことも長い療養生活の中では必要です．

季節の変化もバランスを崩す原因に

"変わり目"の時期は注視すること

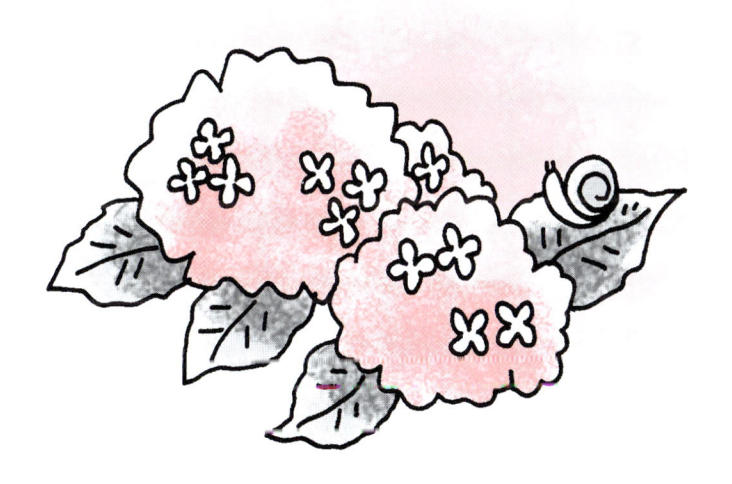

症例14 パニック障害
～初来局～

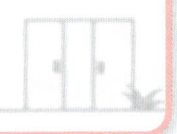

- 処 方 例 -

ジェイゾロフト錠25mg　1回1錠，1日1回 夕食後 14日分

ワイパックス錠1.0　1回1錠 必要時 全14錠

1 患者さんの背景

- 31歳女性　初来局

初回質問表より

体　質：頭痛持ち，胃弱．
アレルギー歴・副作用歴：特になし．
他科受診：現在はなし．OTC薬で痛み止めはときどき服用．
嗜好品：健康食品・サプリメント…なし／たばこ…なし／お酒…誘われた時だけ／コーヒー・お茶…1日3～4杯．
生活上の注意：特記事項なし．
妊娠・授乳：なし．

2 処方せんの背景

- **ジェイゾロフト　【塩酸セルトラリン】**

「症例1-1」の「処方せんの背景」の「ジェイゾロフト」(p2) を参照．SSRIはうつ病に対する効果だけでなく，神経症圏の疾患に対しても効能が認められている．パニック障害に対する効果はパロキセチン塩酸塩水和物と同等で，用法・用量はうつ病に対する処方と同様となる (p33)．

● **ワイパックス　【ロラゼパム】**
「症例2」の「処方せんの背景」の「ワイパックス」(p21) を参照．ベンゾジアゼピン系抗不安薬は頓服の使用でも30分程度で効果が発現する．

3　処方せんから考えられる疾患

➡ **うつ病，パニック障害**
ジェイゾロフトの処方だけでは，どちらかは不明である．ワイパックスの頓服が処方されていることから，パニック障害の可能性の高いことが推察される．

4　患者さんに確認すること

❶ 初回質問表の記載事項の確認
❷ 今回の症状について具体的に確認
　うつ病かパニック障害かがわからないので，1) 睡眠・食欲・趣味などの状態，2) 外出は普通にできているのか，など日常生活について確認
❸ 受診ははじめてか，いままで服薬していたことがあるのか
❹ 医師の診断と今後の治療方針は
❺ 服薬に対する思い

患者さんの　答え(例)

2 4　「うーん，ちょっとつらくて」と答えるのみで，詳細は話してもらえなかった．
3　今回はじめて受診したので，薬を飲むのもはじめてであり，不安がある．
5　薬はできるだけ早く止めたい．

5 服薬指導のポイント

> SSRIの効果発現はうつ病に対してよりもすこし遅れるが、ベンゾジアゼピン系薬の効果発現に疾患による差はない。また、副作用はいずれの薬剤も疾患による差はない。対象疾患が明らかでなくとも薬物療法の注意点を説明しよう。

1) ジェイゾロフトは飲み始めに嘔気，眠気，ワイパックスでは眠気，ふらつきなどが出やすい。慣れもあるので数日様子をみてほしい。数日間，変わらずつらかったら連絡をしてほしい。
2) 用量は，症状と副作用の関係をみながら，100mgまで増量されることもある。
3) 服薬してすぐには効果を実感できないと思うが，数週間たつうちに何となく実感するようになる。そのためにはきちんと毎夕食後に服薬することが大切である。
4) ベンゾジアゼピン系抗不安薬は，服薬すれば30分で効果が出てくる。症状を感じたらすぐに飲むように。1日に何度も同じような不安を感じる場合，1回目と2回目の服薬は5〜6時間は空けたほうがよい。1日に何回も飲むような状態であれば，頓服でないほうが効果的なので，服薬方法を相談する。
5) 外出時など，あらかじめ自分で不安を感じる場面が多い予定がわかっているのであれば，その前に予防的に飲むこともひとつの方法である。

神経症圏の患者さんは比較的若い患者が多いので，全身状態もよくせん妄や興奮などは発現しにくいが，活動性の高まりによる自殺行動などには注意が必要である。

エキスパート薬剤師からの一言

　処方からでは，うつ病かパニック障害なのかは明確にはわかりません。ただ，ワイパックス錠が頓用で処方されていますので，不安が強い時に飲むように処方されているパニック障害患者の可能性が高いと考えられます。うつ病で不安が強い人であれば，定時薬として処方されることが通例です。
　パニック障害とうつ病は合併率の高い疾患です。原疾患を知ることは大切ですが，いまの症状を確認し，まずその対症治療を始める場合もあります。

> **Break Time** 最近ではうつ病について認知度も上がり，患者さん自身からうつ病であることを告知されることも多くなってきました．しかしパニック障害や社会不安障害など，神経症圏の患者さんの中にはいまだ疾患に関して理解してもらえないと考えている方も多く，疾患について伺っても「ちょっと…」と濁されることがあります．SSRIに関する初期の服薬指導のポイントはうつ病と同じと考えても問題ありませんので，はじめから聞き出そうとはせずに薬の効果を確認しながら，徐々に患者さんの状態を理解していくようにしましょう．

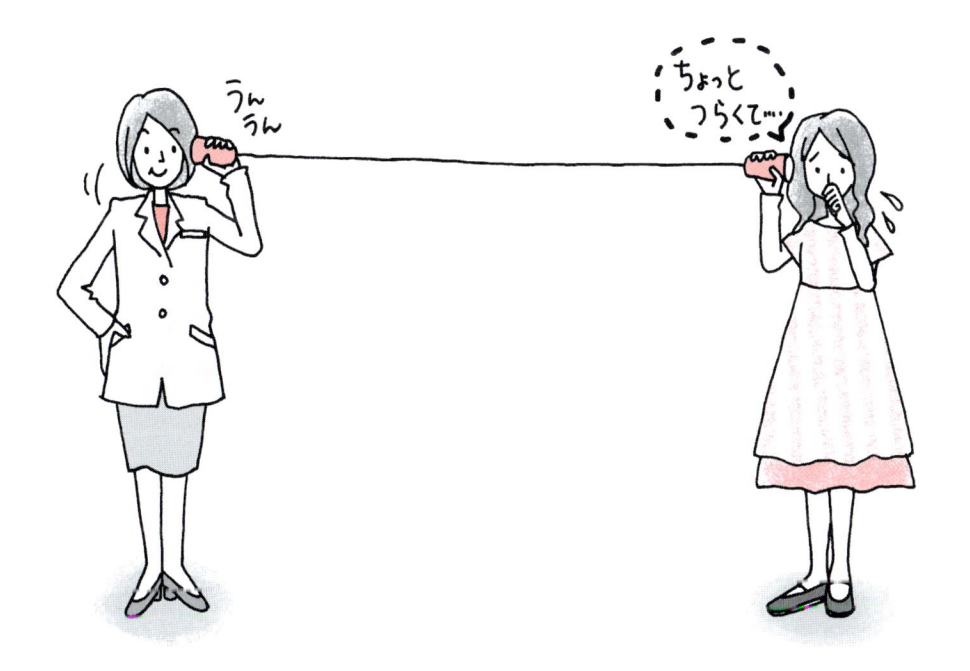

一度に聞き出そうとせず　徐々に理解していくように

症例15 社会不安障害
~初来局~

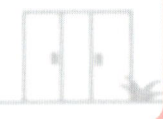

- 処 方 例 -

パキシル錠10mg　1回1錠，1日1回 夕食後 7日分
レキソタン錠2　1回1錠，1日3回 毎食後 7日分

1 患者さんの背景

- **27歳男性　初来局**

【初回質問表より】

体　質：花粉症，下痢が多い．
アレルギー歴・副作用歴：特になし．
他科受診：現在はなし．
併用薬：OTC薬で下痢止めはときどき服用．
嗜好品：健康食品・サプリメント…なし／たばこ…なし／お酒…家で飲むが，晩酌程度／コーヒー・お茶…定まっていない．
生活上の注意：特記事項なし．

2 処方せんの背景

- **パキシル　【パロキセチン塩酸塩水和物】**

「症例5」の「処方せんの背景」の「パキシル」(p33)を参照．SSRIはうつ病に対する効果だけでなく，神経症圏の疾患に対しても効能を認められており，パキシルはパニック障害，強迫性障害，社会不安障害に対して認められている．

社会不安障害に対する用法・用量は1回10mg，1日1回夕食後より開始．

維持量は20mg／日，40mg／日まで増量可．

- **レキソタン　【ブロマゼパム】**
「症例6」の「処方せんの背景」の「レキソタン」（p37）を参照．

3 処方せんから考えられる疾患

➡ うつ病，パニック障害，強迫性障害，社会不安障害

　いずれの疾患もパロキセチンは副作用を考慮し10mg／日から服薬開始のため，初回の処方から疾患を推測することは困難である．患者からの聞きとりにより判断する．

4 患者さんに確認すること

❶ 初回質問表の記載事項の確認
❷ 今回，一番気になっている症状はどのようなことか．この症状ははじめてのことか
　「今日はどうされましたか？」といった聞き方では「ちょっと調子が悪い」程度しか話してもらえない場合もあるので，"気になっている症状を確認"する．
❸ いままで服薬はしていたのか．服薬していたのであれば薬の名前は何か
❹ 今回の薬ははじめて服用するのか
❺ 服薬に対する患者さんの思い
❻ 現在の社会活動（仕事など）はどのように行っているのか（仕事に支障のない服薬を考慮するため）

> **患者さんの　答え（例）**
>
> 2　「ちょっと調子が悪くて」と答えるのみで，詳細は話してもらえなかった．緊張症で仕事のプレッシャーがかかると下痢になる．
> 3　4　5　今回，はじめて受診した．薬は飲んだことがないので，まだわからない．
> 6　いまは仕事を休んでおり，家にいてあまり外出していない．家族なら一緒にいられるが，友人とはあまり会いたくないと思っている．1ヵ月くらいで復職したい．

5 服薬指導のポイント

> 服薬に対する抵抗感をなくし，安心して服薬してもらえるように説明しよう．

1) パキシルの効果発現には数週間が必要ではあるが，多くの患者さんで効果は認められている．2～3週間すると効果を実感し始めるので，それまで焦らないで服薬を続けるように．
2) レキソタンの効果発現は服薬30分後くらいから．レキソタンは症状への対症療法的な使用で，根本的な治療はパキシルが担っている．
3) 【患者が薬物療法ではなく，精神療法での治療を希望した場合】精神療法と薬物療法を併用することが効果的で，一般的には精神療法だけでは治療に時間がかかる．まずは先生とよく相談することが大切である．
4) 【頓服だけを希望した場合】精神療法だけの治療と変わらず，根本的な薬物療法がなされていないことになる．また疾患コントロールができない時点では頓服のほうが薬物依存に陥りやすいので，注意は必要．
5) 【依存を気にしている場合】薬の量はずっと増え続けることはなく，常用量で治療は続けられ，症状がよくなった際には，減量・中止も可能である．
6) 副作用・注意点は「症例1-1」の「服薬指導のポイント」の1)～3)参照．

エキスパート薬剤師からの一言

　処方からだけでは，うつ病かパニック障害，もしくは社会不安障害なのかは判断がつきません．下痢しやすい患者さんですので，どのような時に下痢するのかを聞くと症状との関係がわかる可能性があります．外出はできているのか，外出先で友人と食事したりするかなどを確認しても疾患がわかる可能性があります．

　社会不安障害とうつ病も合併率の高い疾患です．外出できないことや人前での失敗経験などで自分を責め，気分も落ち込むからです．気になる症状を確認し，まずその対症治療から始めていきます．

症例 15. 社会不安障害 〜初来局〜

Break Time 社会不安障害は，過去の失敗などがトラウマ（自分ではその理由がわからないこともある）となり，人と接することを避ける疾患です．多人数の前のパフォーマンスを行うのに緊張するのは人として当たり前のことです．社会不安障害では，少人数や友人関係の場合でも行動できない場合に診断されます．この疾患の患者さんは，あまり自分のことを話したくない傾向があるようです．

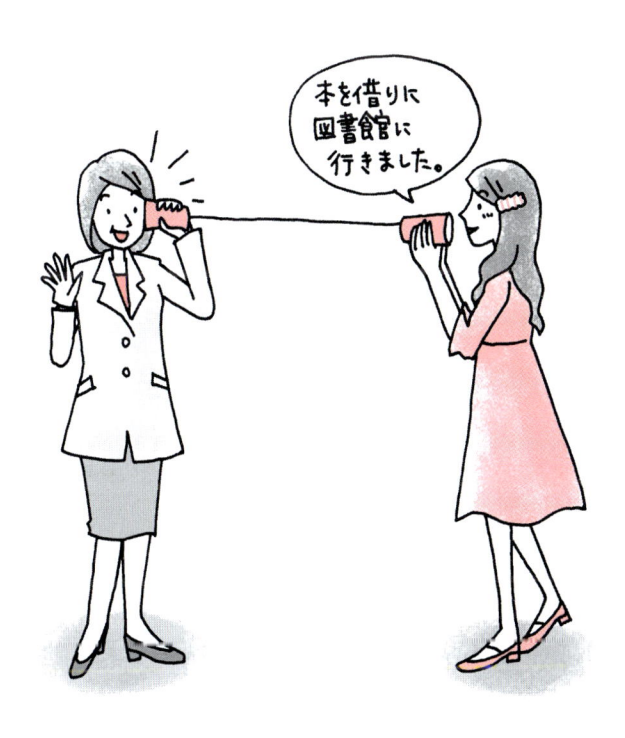

症例16 強迫神経症
～初来局～

― 処　方　例 ―

ルボックス錠50　朝1錠，夕2錠，1日2回 朝夕食後 14日分

ソラナックス0.4mg錠　1回1錠，1日3回 毎食後 14日分

1 患者さんの背景

● 30歳女性　初来局

初回質問表より

体　質：特記事項なし．
アレルギー歴・副作用歴：特になし．
他科受診：現在はなし．
併用薬：なし．
嗜好品：健康食品・サプリメント…なし／たばこ…なし／お酒…なし／コーヒー・お茶…1日4～5杯．
生活上の注意：特記事項なし．
妊娠・授乳：なし．

2 処方せんの背景

● **ルボックス　【フルボキサミンマレイン酸塩】**

「症例3」の「処方せんの背景」の「ルボックス」(p25)を参照．SSRIはうつ病に対する効果だけでなく，神経症圏の疾患に対しても効能を認められている．強迫性障害に対する用法・用量はうつ病に対する処方と同様で，初期は50mg/日．

- **ソラナックス 【アルプラゾラム】**
 トリアゾロベンゾジアゼピン系抗不安薬．強力な抗不安作用，筋弛緩作用を示す．効果発現が速く，また半減期は約14時間で長くはないため調整しやすい．活性代謝物は存在するが，わずかである．1回0.4mg，1日3回より投与開始し，2.4mg/日まで増量可．高齢者では1.2mg/日まで．

3 処方せんから考えられる疾患

➡ うつ病，強迫性障害，社会不安障害
 処方量が初期投与量より多いことからすでに服薬を続けていることがわかる．

4 患者さんに確認すること

① 初回質問表の記載事項の確認
② 現在の症状，以前の症状からの変化はあるのか
③ 服薬履歴について．コンプライアンスや頓服としていないかなども確認
④ 疾患の社会生活への影響をどう感じているか．服薬により改善されたと感じているのか
⑤ 現在の服薬に対する患者さんの思い．服薬を今後も続けたいと思っているのか，早く止めたいのか
⑥ 【他の薬局から薬をもらっていたことが明らかとなった場合】今回，薬局を変えた理由

患者さんの 答え（例）

② 2歳の子供がいる．自分が化粧品やハンドクリームを使っていると，子供の口に入ってしまい，何かしら悪影響があるのではないかと気になり，いつも手を洗い，化粧をしなくなった．手はひび割れ状態，いつも手をいじっている．周りからは気にしすぎといわれる．
③ 治療をはじめて1ヵ月．今回は変更なしのはず．
④ 最初は嘔気と眠気で子供の世話をすることも億劫であったが，だいぶ慣れてきた．すこしよくなっているので薬は続けたいが，ずっと飲むことは不安．
⑥ 混んでいて忙しそうだったので．

5 服薬指導のポイント

> 自分の病気に対して，患者さん自身も嫌悪感を持っている場合もある．病気に対して理解を示しながら，適切な服薬管理を指導しよう．

1）いままで飲んでいた薬と同じであり，これまで通り服薬すればよい．
　【増量中であった場合】今回が最大量で，いままで問題となるような副作用が発現していないので，これから急に重大な副作用が発現する可能性は低い．嘔気や眠気が新たに出現する可能性はあるが，前の増量時と同様，慣れてくる．
2）ルボックスによってストレスに対する気持ちの変化をコントロールすることで，疾患の根本的な治療を行っている．速効的なものではないので，しばらく服薬は必要である．
3）服薬だけで治療するのではなく，自律訓練法など精神療法も取り入れたほうが効果的である．
4）症状の改善が認められても，患者さんの希望にもよるが，数年は服薬を続けることが多い．ゆっくり医師と話し合うことを勧める．
5）急な服薬中止はしないこと．急に止めると中止後症状が発現する可能性がある．
6）ハンドクリームや化粧品は大量に食べれば害があるが，手に付いている程度では何ら健康上の問題にはならないし，子供への影響も問題ないので安心してよい．

エキスパート薬剤師からの一言

　症例15と同様，処方からだけでは，うつ病か強迫性障害，もしくは社会不安障害なのかはわかりません．フルボキサミンの副作用を考慮した初期投与量は50mgで，初回から150mgを処方されることはないため，すでに本剤あるいは他のSSRIを数週間の服薬した経験のあることがわかります．症状の詳細は患者さんに聞かなければわかりませんが，手は薬剤師もみることはできますので，「どうしましたか？ クリームを付ければよくなりますよ」など，きっかけを作ると症状を話してくれることがあります．強迫神経症では患者自身も行

動が無意味であることはわかっており，行動を止められない自分を責めていますので，そのことに共感を示しましょう．

> **Break Time**　強迫神経症の患者さんは，手洗い行動など自分が無駄だとわかっていながら，行動せずにいられない病気です．潔癖症の場合，何かに触ったら手洗い50回など，こだわりのある部分は完璧にしなければ気が済みませんが，それ以外は逆に気づかず，だらしなかったり，汚くても平気だったりするため，周囲になかなか理解されにくい疾患です．

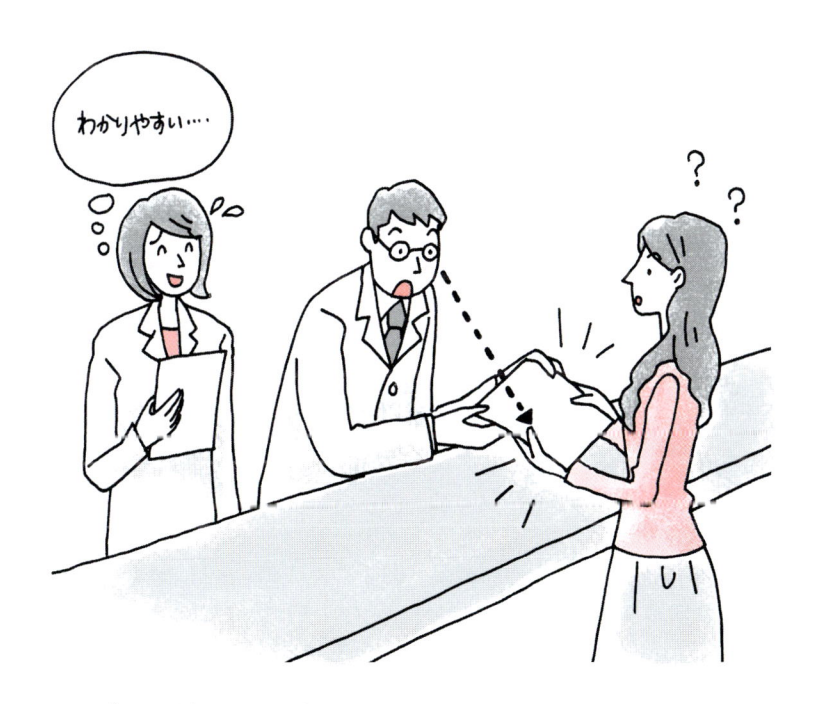

さりげなく手をチェックすると
　　　ヒントが隠れているかもしれない

症例17 せん妄
～非定型抗精神病薬による治療～

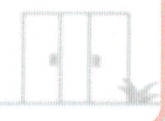

― 処 方 例 ―

リスパダール内用液1mg/mL　1回0.5mL，1日1回 就寝前 7日分

---

1 患者さんの背景

- **84歳男性　初来局**

初回質問表より

体　質：高血圧（やせ型）．
アレルギー歴・副作用歴：特になし．
他科受診：内科．
併用薬：オルメテック　20mg
嗜好品：健康食品・サプリメント…なし／たばこ…なし／お酒…週1～2回／お茶…1日2～3杯．
生活上の注意：特記事項なし．

2 処方せんの背景

- **リスパダール　【リスペリドン】**

「症例10-1」の「処方せんの背景」の「リスパダール」（p64）を参照．新規非定型抗精神病薬．統合失調症ではリスペリドンとして1回1mg/mL，1日2回より開始，維持量は2～6mg/mL/日とされているが，高齢者のせん妄などには1回0.5mg/mLで開始し，効果により1mLまで増量する．

3 処方せんから考えられる疾患

➡ **統合失調症，夜間せん妄**

いずれの疾患でも患者本人ではなく，家族もしくは介護者が窓口に来られることが多いので，そこから情報を聞きとる．

高齢者の夜間せん妄に対するリスパダール内用液の使用は，文献的には多くの報告があることから，適応外処方ではあるが，2011年9月より保険給付が認められた．

4 患者さんに確認すること

1. 初回質問表の記載事項の確認
2. いつ頃からどのような症状がみられているのか，発現時間，継続時間など
3. 生活リズム（起床時間，日常の生活パターン，就床時間，飲酒の時間など）
4. 過去の向精神薬の服薬履歴

家族の 答え（例）

この患者さんの場合はご家族（奥様）より確認した．
2 1〜2年前より認知症状はあったが，年齢相応といわれていた．
この2ヵ月ほど，急に怒りっぽくなっている．夜になると騒ぐこともあるが，本人は覚えていない．病気であるとの自覚もないため，自分だけでは対応しきれず，他の家族と相談して不眠症の治療のためと話して受診．
3 朝は午前7時に起き，日中は天気がよければ散歩したり，庭いじりをする．昼寝はあまりしない．夜は午後11時頃には床に入る．血圧が高いこと以外は特に気になるような病気の経験はない．
4 眠れないことはあったようだが，お酒を飲んで眠れていた．

5 服薬指導のポイント

> 家族への指導が第一となる．患者さんは自覚していないことが多いので，液剤を飲み物や味噌汁などに入れて飲ませることもある．このような服用の場合は家族に効果と副作用の確実にチェックすることをお願いしよう．

1) 鎮静効果は服薬後，速やかに発現するので，床に就く30分前に服薬するように．
2) 眠気の副作用があると翌朝，眠気，頭重感，倦怠感などを訴えるかもしれない．眠気，倦怠感は慣れがあるので，すこし様子をみるように．
3) ふらつくこともあるので，夜間のトイレは伝え歩きをする，手を添えて付き添うなど，特に薬の効果がわかるまで注意するように．
4) せん妄症状は，環境の変化や生活リズムの変化で発現するが，変化に慣れると症状がなくなったりする．環境などに注意することも大切．
5) 昼間に興奮するようなことがあると，夜間せん妄を発現する場合もある．
6) 患者さんが夜間のせん妄を恐れているような場合は，そのための治療薬と伝えて，自ら服薬するように説明する．
7) 服薬によっても変化がみられなければ，用量を調整する必要があるので，早めに医師に相談する．

エキスパート薬剤師からの一言

　夜間せん妄は薬剤性のことが多いのですが，この患者さんの場合は原因と考えられるような薬剤の服用はありませんでした．その他の原因としては，生活環境の変化や他の病気などが考えられます．

　患者さんの知らない状態で服薬を続けることにはリスクがありますし，家族の気持ちも後ろめたさが残ります．せん妄は一時的な症状ですので，原因を突き止め環境が改善されれば，服薬は中止できることを家族に伝え，患者さんの細かな変化を確認してもらうように協力をお願いしましょう．

> **Break Time**
>
> 厚生労働省では平成17年より「認知症を知り地域をつくる」キャンペーンの一環として,「認知症サポーター100万人キャラバン」事業を行っています.
>
> 認知症サポーターとは,認知症について正しい知識を持ち,認知症の人やその家族を温かく見守り支援する応援者のことを指し,以下の点が期待されています.
>
> > 1. 認知症に対して正しく理解し,偏見をもたない
> > 2. 認知症の人や家族に対して温かい目で見守る
> > 3. 近隣の認知症の人や家族に対して,自分なりにできる簡単なことから実践する
> > 4. 地域でできることを探し,相互扶助・協力・連携,ネットワークをつくる
> > 5. まちづくりを担う地域のリーダーとして活躍する
>
> 認知症サポーターになるには,都道府県,市町村,職域団体などで開催される「認知症サポーター養成講座」を受講が必要です.この講座は医療知識を必要とするものではありませんので,地域では自治会,老人クラブ,民生委員,家族会,防災・防犯組織などで,職域では企業,銀行等金融機関,消防,警察,スーパーマーケット,コンビニエンスストア,宅配業,公共交通機関などで開催され,また小中高等学校で学生や教職員,PTAを対象にも実施されています.受講するとサポーターの証として,オレンジリングが配られています.
>
> 平成24年6月時点で,認知症サポーターは340万人を超えました.

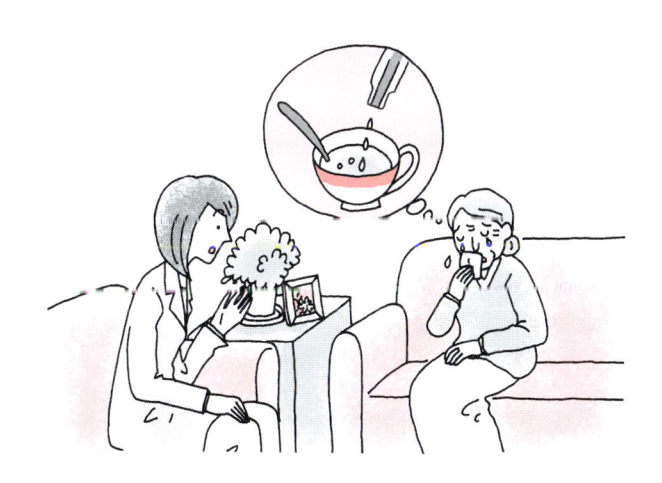

本人が知らずに治療を行うことに 後ろめたさを感じる家族も
家族の協力なくして治療は難しいことを よく理解してもらおう

症例 18-1

認知症
〜初来局，中核症状に対する初期治療〜

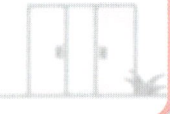

― 処 方 例 ―

アリセプト錠3mg　1回1錠，1日1回 朝食後 14日分

---

1 患者さんの背景

● 82歳女性　初来局

初回質問表より

体　質：なし.
アレルギー歴・副作用歴：特になし.
他科受診：脂質異常症.
併用薬：リピトール.
嗜好品：健康食品・サプリメント…コンドロイチン／たばこ…なし／お酒…
　　　なし／コーヒー・お茶…1日2〜3杯.
生活上の注意：特記事項なし.

患者背景

　生来，健康で大病の経験もなし．中肉中背．脂質異常症は60歳頃の健診で指摘され，以後2ヵ月に1回通院している．現在は総コレステロール240mg/dL，中性脂肪130mg/dL，HDL-コレステロール40mg/dL，LDL-コレステロール100mg/dL．膝の痛みがあり，OTC薬のコンドロイチンを服用．整形外科へ受診したが，変形性膝関節症との診断，根本治療はなし．
　80歳頃より，物忘れはあったが，年齢相応とのことで対処しなかった．耳も遠くなっていたが，これも年齢相応とのことで治療はしなかった．
　この半年，忘れていることを認識できなくなり，隣近所とのトラブルが発

生，被害的な妄想も認められる．

独居であったが，金銭管理が難しくなったため家族と同居．しかし，環境が変わり時間感覚や場所の認識が急にできなくなったり，家族（嫁，孫）とのトラブルが続き，家族（息子夫婦）とともに受診．

2 処方せんの背景

● アリセプト　【ドネペジル塩酸塩】

アセチルコリンエステラーゼ阻害薬．国内唯一のアルツハイマー型認知症の治療薬として，1999年より処方されてきたが，2011年春同効薬，ガランタミン，メマンチン，リバスチグミンが続けて発売された．当初，軽度および中等度の認知症に限定されていたが，現在は高度の場合でも一定の効果は認められると考えられている．服薬初期の嘔気，下痢，食欲不振が現れやすい．また増量後の不穏，興奮，易怒性などは介護者を困らせる副作用である．

1日1回3mgから開始し，1～2週間後に5mg/日に増量し，経口投与．高度のアルツハイマー型認知症患者には，5mg/日で4週間以上経過後，10mg/日に増量する．

3 処方せんから考えられる疾患

➡ **アルツハイマー型認知症**
3mg処方であることから，本日から開始の処方であることが考えられる．

4 患者さんに確認すること

〈患者さん本人へ〉
① 初回質問表の記載事項の確認
② 現在の症状に対してどのように理解しているのか
③ リピトールの服薬管理状況
④ 今後の服薬管理は自分で可能と考えているのか
⑤ 飲み忘れ防止のために，どのような工夫をしてきたか

〈家族へ〉（患者と個別に）
① 上記①～⑤に対する家族からの見解を確認
② ADLの確認，特に嚥下の問題を確認

患者さんの 答え(例)

② 物忘れは進んだように思うが，歳だから仕方がない．息子と住めるようになったことはうれしいが，慣れないことが多く戸惑う．機械で動くものが多くて覚えられない．前だったら自分でできたことを頼まなければならず，情けない．

③ ④ リピトールとコンドロイチンはきちんと飲んでいるし，これからも大丈夫．お友達はもっとたくさん飲んでいるけど，私はこれだけだから．

家族からの 補足(例)

② ひとりでいるときはわからなかったが，認知症はかなり進んでいる気がする．
情況を把握できないことが多いが，時にはっきりするのでこちらが混乱する．

③ ④ 薬は自分で管理したがるので，任せている．100％ではないが，他のことと比べるときちんと続けて飲めている．家の中での日常生活は自分でできるので，あまり口を出さないようにしている．

5 服薬指導のポイント

> 患者本人だけでなく，家族など介護者からも情報を収集し，両者に対して服薬指導するようにしよう．何でも介護者にはお願いするのではなく，患者さんのできることは自ら行ってもらうようにしよう．

〈患者さん本人へ〉
1) 物忘れがあるようなので，ひどくならないようにする薬．
2) 飲み始めに，嘔気や下痢があるかもしれないので，ひどい場合はすぐに連絡するように．普通は数回飲めば慣れてくる．
3) 1日1回朝食後の服用なので忘れにくいとは思うが，朝食時に家族に用意してもらうのも飲み忘れを防ぐ方法のひとつ．
4) 飲み忘れに気づいたらその時点で服用する．次回の服薬に近い時には，1回分はパスする．

〈家族へ〉
1）アルツハイマー型認知症の症状の悪化を遅らせる薬で，認知機能が明らかに改善するわけではない．介護者に対する対応はよくなる可能性は高い．今後も症状は徐々に進むものではある．
2）服薬初期の下痢，嘔気，食欲不振などの消化器症状には注意が必要．数回の服用で改善する場合が多いが，続くようであれば医師に連絡するように．
3）まずは副作用に注意するため，3mg/日から開始．2週間で問題なければ，5mg/日に増量する．
4）本人ができるようであれば，服薬管理は患者自身でも可能．自分の行動に自覚して責任を持つなど，習慣づけることも症状の進行を抑えるには大切．
5）明らかに服薬管理が難しいようであれば，家族がフォローをするように．薬局でも一包化などのサポートはする．

エキスパート薬剤師からの一言

アルツハイマー型認知症の患者さんでも，この症例のように初期では患者さんに服薬指導し，薬の管理など自分でできそうなことはしてもらうようにします．患者さんに除け者にされたような意識を持たれないようにし，自分自身の治療意欲を持ってもらうことは重要となります．また薬剤師との関係作りは患者さんの理解力が落ちていないうちにしておくことも必要です．

アルツハイマー型認知症は，いまのところ改善させる治療法はなく，治療薬は増えましたが，いずれも現状維持もしくは悪化を遅らせる程度です．そのため病名告知は，家族にとってもつらいことから，初期には知らされていない場合もあります．当人ではなく，家族だからといって不用意に話すことは禁物です．処方医に確認してから服薬指導にあたる心構えが必要です．

Break Time 〈認知症の患者さんに対する時の心構え〉

①患者さんができると思っていることは，できるだけしてもらいましょう
②できたことをほめることを忘れずに
③子供扱いするのではなく，人としての尊厳は守った接し方をしましょう
④嫌な思いをしたこと，いじめられたことは長く記憶に残り，その後の介護に支障をきたす場合もあります．適切に接するようにしましょう

症例 18-2 認知症
～1年後，中核症状に対する継続治療～

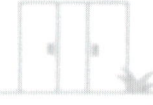

― 処 方 例 ―

- アリセプト5mgから10mgに増量，リスパダール内用液が追加

アリセプト錠10mg　1回1錠，1日1回 朝食後　14日分

グラマリール錠25mg　1回1錠，1日2回 朝夕食後　14日分

リスパダール内用液1mg/mL　1回0.5mL，1日1回 就寝前　7日分

1 患者さんの背景

- 83歳女性　1年間来局

最新の薬歴基本情報より

体　質：足が弱り，転びやすい，腰痛．
アレルギー歴・副作用歴：特になし．
他科受診：整形外科．
併用薬：湿布薬（NSAIDs入り，なし両方）．
嗜好品：健康食品・サプリメント…なし／たばこ…なし／お酒…なし／コーヒー・お茶…1日2～3杯．

薬歴より

①初来局後アリセプトの副作用は問題なく，5mgに増量され1年間続けている．
②転居による生活環境の変化になかなか順応できずに家族にあたるため，グラマリールを追加したところ，穏やかになり1年経過．
③3ヵ月前，散歩の途中で転ぶ．骨折やねんざはなく湿布で対応．以後は歩く

ことが減り，外出も少なくなった．

2 処方せんの背景

● アリセプト　【ドネペジル塩酸塩】
　高度のアルツハイマー型認知症患者には，安全性上の問題がなければ，5mg/日で4週間以上経過後，10mg/日に増量することが可能．ゼリーや口腔内崩壊錠（D錠）もあるため，患者さんにあった剤形を選ぶことも可能．

● グラマリール　【チアプリド塩酸塩】
　ベンズアミド誘導体抗精神病薬．ドパミン遮断作用により，精神興奮・徘徊・せん妄の改善効果を示す．1回25～50mg，1日3回経口投与が承認用量ではあるが，高齢者には低用量から開始する．眠気，めまい，ふらつきなどの副作用が現れやすいため，夜間，トイレに行く際には家族が注意する．

● リスパダール　【リスペリドン】
　SDA系非定型抗精神病薬．「症例10」の「処方せんの背景」の「リスパダール」（p64）を参照．不穏，介護者への暴力行為など，認知症の周辺症状にはしばしば用いられるが，適応外処方である．またリスペリドンの服用により，血栓症の報告があるため，高齢者に対しては注意が必要である．
　高齢者の興奮やせん妄に用いる場合は統合失調症に用いる際より，低用量（1回0.5mg）で開始し投与期間も短くする．特に夜間せん妄の場合は，数日で改善が認められる場合もあるので漫然と投与しない．

3 処方せんから考えられる疾患

➡ アルツハイマー型認知症
　10mg処方であることから，高度の認知症症状に進行したことが考えられる．

4 患者さんに確認すること

〈家族へ〉
① 最近の薬歴基本情報の記載項目を確認
② この1ヵ月の症状変化（介護者が困っている点はどのようなことか，患者

さんはそのことをどこまで理解しているのか）
③ 副作用の有無とその内容
④ 服薬コンプライアンスについて，誰が服薬の管理をしているのか
⑤ 患者さんの日常生活動作（ADL）の変化

家族の 答え(例)

② 歩かなくなった分，夜眠れないらしい．ときどき，昼寝から起きた時に寝ぼけてわからないことをいっていたり，夜中に興奮することもあるが，本人は覚えていないようだ．怒りっぽくなり性格が変わってしまったようで，恐いと思うことがある．
③ このところ薬は変わらず，副作用の面では落ち着いている．リスパダール内用液は1日飲ませて様子をみるように医師からいわれた．
④ 薬は家族で管理し，食卓に出すと自分で飲んでいる．
⑤ ゆっくりでもできることは自分でするようにしている．日中は自分でトイレも行くが，入浴や夜間のトイレはヘルパーと家族で対応している．

5 服薬指導のポイント

> アリセプトの増量に伴う患者さんの変化（興奮など）に注意するように伝えよう．リスパダールの服薬方法，注意点を説明しよう．

〈患者さん本人へ〉
1）アリセプトが増量されたので，症状の落ち着く可能性がある．
2）増量時は下痢，嘔気は出やすくなるので，症状が出たら家族に話してほしい．

〈家族へ〉
1）アリセプトの増量により進行していた認知症状の状態がすこし改善する可能性はある．
2）逆に活動性が増して，言葉が多くなったり，動き回るなどの症状が現れる可能性もある．ひどい時には減量が考慮されるので，状況を教えてほしい．
3）増量時は下痢，嘔気などの副作用が現れやすいので，注意し，続くようなら医師か薬剤師に連絡してほしい．

4) リスパダール内用液は味噌汁やコーヒーなどの飲み物に混ぜて飲ませても効果が認められる薬である．ただし日本茶や紅茶など，お茶類には混ぜない．
5) リスパダールは高齢者のせん妄や興奮状態にしばしば用いられる．眠気やふらつきがあるので，1日目で様子をみて翌日まで眠気が強く残るようなら，量を調節するので連絡を．せん妄の症状は日々変わることが多いので，症状の変化をチェックしてほしい．
6) リスパダールは症状の改善が認められたら，短期間で中止されることが普通である．

エキスパート薬剤師からの一言

　アルツハイマー型認知症が進行した症例です．増量初期の下痢や興奮などには注意が必要ですが，一過性で落ち着いてくることが多く，介護者は対応が楽になるとされています．この患者さんは徘徊がひどいわけでもなく，高度といえるか判断に迷うところですが，周辺症状で介護者が困っているので，増量されたようです．なお，メマンチン塩酸塩を追加する症例もあるかもしれませんが，医療費が高額になりますので，家族の了解を得ることが望ましいでしょう．

　リスパダール内用液は高齢者にしばしば処方されます．茶葉類は配合変化のため劣化し混ぜられませんが，その他の飲み物には混ぜても効果・味は変わりません．夜間せん妄で徘徊があったり，興奮があったりするような際には効果的とされています．

症例19 アルコール依存症
～初来局～

― 処　方　例 ―

シアナマイド内用液1%　1回7mL，1日1回 朝食後 28日分

プロヘパール配合錠　1回1錠，1日3回 毎食後 28日分

1 患者さんの背景

- 42歳男性　初来局

初回質問表より

体　質：胃潰瘍（治療済み），肝障害．
アレルギー歴・副作用歴：特になし．
他科受診：なし
併用薬：なし
嗜好品：健康食品・サプリメント…なし／たばこ…なし／お酒…なし／コーヒー・お茶…1日3～4杯．
生活上の注意：特記事項なし．

2 処方せんの背景

- **シアナマイド 【シアナミド】**

　肝におけるアルデヒド脱水素酵素を阻害するためアルコールの摂取により，頭痛，不眠，倦怠感が出現するため酒を飲まなくなる．断酒を決断した患者の断酒治療を補助する薬剤．通常50～200mg/日（1%溶液として5～20mL/日）を1～2回に分割経口投与．

- **プロヘパール配合錠**
  肝臓加水分解物70mg，塩酸システイン20mg，重酒石酸コリン100mg，イノシトール25mg，日本薬局方シアノコバラミン1.5μgを含有する慢性肝疾患の治療薬．肝組織呼吸を促進したり，肝臓蛋白合成能を亢進させたり，肝血流量を増加させたりすることで，肝機能の改善をはかる．1回1〜2錠，1日3回経口投与．

3 処方せんから考えられる疾患

➡ **アルコール依存症**
　断酒開始時は教育入院することが一般的である．したがって，すでに断酒中であることがわかる．

4 患者さんに確認すること

① 初回質問表の記載事項の確認
② 今回の処方薬ははじめての服用であるかどうか
③ 今回の症状で，いままで入院し，断酒教育プログラムを受けたか
④ 患者さんの症状
　お酒の量，いつ飲んでいたのか，睡眠はとれているか，生活サイクルなどを聴く．
⑤ 医師からの診断，予後など病状に対してどのような説明があったか，今後デイケアや精神療法を受ける予定はあるのか
⑥ 医師から薬に対してどのような説明があったか

患者さんの 答え(例)

② ③ ④ シアナミドは以前からもらっている．20歳代の時からお酒は好きだった．嫌なことがあるとお酒で紛らわしていた．30歳頃から徐々に酒量が増え，仕事に行けなくなり，アルコール依存と診断された．外来でデイケアに通っていたが，休みがちですぐお酒を飲んで家族にも迷惑をかけた．今回はやり直すつもりで入院し，教育プログラムを受けた．退院後はじめての外来受診．

④ ⑤ お酒は入院してからは飲んでいない．デイケアに通い始めたので，すこし緊張しているのか，眠りが浅い．規則正しい生活を続ける意味

もあり，退院後もデイケアにはしばらく通う．
❻ シアナマイドはいらないと思っているが，念のため飲むようにいわれているのでもらうことにしている．
肝機能はいまのところ安定しているといわれているので，内科にはかかっていない．

5 服薬指導のポイント

> 断酒の決心をしたアルコール依存症の患者さんの場合，社会に出てからの誘惑にどのように対応していくかが重要である．この患者さんの場合はシアナマイドを断酒に対する自覚を促すために持参している．飲み切ることが治療の目的ではないので，服薬指導も治療方針に合わせて行う．

1）お酒を止める決心をしたのはすばらしいこと．入院中に教育プログラムを受け，断酒できる自信はついたと思うが，家族や周りの援助もあってこそ続けられる．これからもひとりではなく，周りに助けてもらいながら断酒を続けてほしい．
2）シアナマイドは現在の状況であれば，常用しなくてよいともいえるが，断酒の気持ちを確認するうえでも毎日飲んでいたほうがよい．万が一，飲みたい気持ちを抑えられそうもなければ，外来にカウンセリングを受けにくることが大切．薬に頼るのではなく，断酒を決めた時の気持ちを思い出すなどして気持ちをコントロールする．
3）肝機能は，このままお酒が止められれば急変することはないが，服薬を続けて定期的な検査は受けるように．
4）退院してから急に仕事を始めるなど社会生活を変えないように．生活に慣れてから次のステップに進み，ストレスを減らす工夫をすることも断酒を続けるコツのひとつである．

エキスパート薬剤師からの一言

仕事のストレスなど何らかの原因でアルコール依存症になった患者さんです．シアナマイド液は嫌酒薬といわれますが，実際にはお酒を止めることを決

めた患者さんを対象に，禁酒の継続のために処方されます．この症例のように治療意欲をある場合は教育入院で断酒の指導を受け，退院後デイケアに通います．その後，服薬の必要のなくなるケースも少なくありません．なお，断酒はひとりではなく，仲間と一緒のほうが続けられるとされています．

　またお酒やたばこなど嗜好品を止める場合，「病気がひどくなる」などの脅しの言葉はあまり患者さんの心には響かないようです．止めることのメリットをあげ，止めたほうが得であることを話したほうが効果的といわれています．

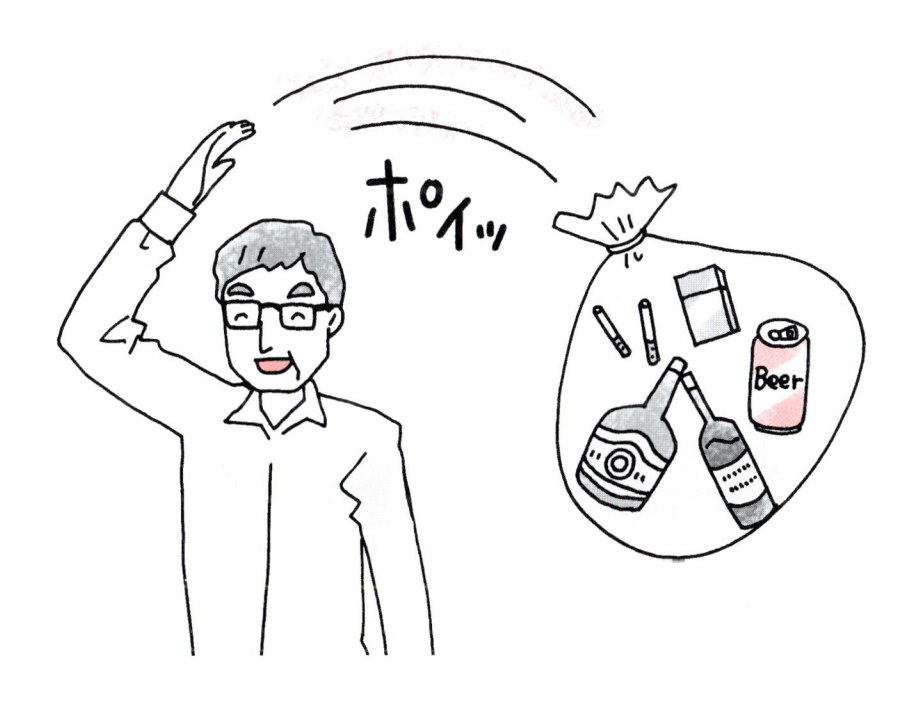

止めることの"メリット"について　触れてみよう

症例20 適応障害
~初来局~

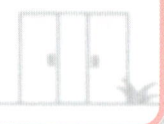

― 処 方 例 ―

パキシル錠10mg　1回1錠，1日1回 夕食後 14日分

マイスリー錠5mg　1回1錠，1日1回 就寝前 7日分

1 患者さんの背景

- 68歳女性　初来局

初回質問表より

体　質：なし．
アレルギー歴・副作用歴：特になし．
他科受診：高血圧．
嗜好品：健康食品・サプリメント…なし／たばこ…なし／お酒…ほぼ毎日晩酌程度／コーヒー・お茶…1日4~5杯．
生活上の注意：特記事項なし．

2 処方せんの背景

- **パキシル　【パロキセチン塩酸塩水和物】**
 「症例5」の「処方せんの背景」の「パキシル」(p33)を参照．うつ病・うつ状態だけでなく，パニック障害，強迫性障害，社会不安障害など神経症圏疾患に対しても効能効果が認められている．

- **マイスリー　【ゾルピデム酒石酸塩】**
 「症例8-1」の「処方せんの背景」の「マイスリー」(p44)を参照．

3 処方せんから考えられる疾患

➡ **うつ病，神経症圏疾患**

パキシルの効能効果からどちらも考えられるが，マイスリーの処方があることから神経症圏疾患のほうが可能性が高いことが想定される．

4 患者さんに確認すること

1. 初回質問表の記載事項の確認
2. 今回の処方薬ははじめての服用であるかどうか，またいままでにこの種類の薬剤を服用したことがあるか
3. 今回の症状で，いままでに他の薬を服薬していたのかどうか
4. 患者さんの症状
   いつから症状が気になっているのか，どんな気持ちでいるのか，日常生活でどのような点が変わったか，もしくは困っているか（食事の量・味，お酒の量，趣味に対する行動，余暇の過ごし方，新聞・テレビへの興味など）を聴く．また，睡眠時間・就床時間・起床時間など睡眠に関する情報を確認する．
5. 医師から診断，予後など病状に対してどのような説明があったか
6. 医師の薬に対する説明，特に睡眠導入薬は常用するようにいわれたか，頓服でも可といわれているか

患者さんの答え（例）

- 2 3 今回はじめて受診し，薬をもらった．
- 4 東日本大震災後，余震が不安で眠れなかった．関東大震災がきたらどうしようかと思う．日頃の備えをしなければと思うが，ひとりではできない．だからといって子供たちに頼るのも迷惑と思いできない．節電で街が暗いのも気が沈む．以前は友人とおしゃべりしたり，夕方の散歩を日課としていたがそれも止めてしまった．何かしなくてはと思うが，歳もとっているので何もできないと焦るばかり．いつの間にか眠れなくなったし，6月ごろからは暑くて食欲もない．
- 5 医師からは震災後の生活の変化がストレスとなり，疲れがたまっている．落ち着いてくれば治ると思うので，それまで薬を飲むことを勧められた．
- 6 薬はずっとは必要ないだろう，眠れるようなら飲まなくてもよいともいわれた．

5 服薬指導のポイント

> 震災のような大きな自然災害があると，直接被害を受けていなくても，その後の社会環境の変化やテレビでの報道などにより不安を募らせ，ストレスをため込んでしまう場合がある．
> 　ストレスを受けていることを自覚してもらい，気持ちを切り替えること，薬は生活習慣サイクルを安定させるには有用なものであることを理解してもらおう．

1）大きな災害の後などの環境では，多くの人が情緒不安定となり，生きていくことに不安を感じる．このような感情を持つことは特別なことではなくいまでにないストレスを受けた時には皆，持つものである．
2）患者さん自身のストレス発散法をみつけることと服薬とを合わせて続けることが大切である．
3）服薬初期に嘔気を感じることがあるが，飲み続けることで慣れてくるので，そのまま服薬を続けてほしい．嘔吐があった場合は，医師または薬剤師に連絡する．
4）効果はすぐに出るものではないので，その日の調子で服薬を自己調整しないこと．2〜3週間飲んでいると何となく，気持ちに余裕が出てきたと感じる人が多い．
5）ストレスを受けた際には，ぐっすり眠ることは抵抗力をつけるよい方法のひとつである．そのため睡眠導入薬を飲むことは手助けとなる．長期間の服薬でなければ依存の心配はないし，頭がにぶくなることもないので安心して飲んでほしい．
6）お酒もストレス発散のよい方法のひとつではあるが，睡眠薬と一緒に飲まないこと．お酒は睡眠の質を悪くするので，寝酒は避ける．晩酌後はすぐに寝むらず，酔いはさましてから床に入る．また飲まない日を週に数日作るなどを心がける．

エキスパート薬剤師からの一言

　初回のパキシルに対する服薬指導は，疾患により大きく変える必要はありませんので，一般的な注意事項を指導します．

　マイスリーは躁うつ病（うつ病）に対しての使用は認められていません．そのため今回はその他の疾患であることが想像できますが，病状や継続期間を聞き，うつ病ではないことを確認します．また今回の原因と思われるものがあるかどうかも疾患を考えるうえで参考になります．疾患により服薬期間や日常生活上の注意などは変わります．

Break Time　東日本大震災のような大きな災害があり，その映像がテレビで流れ続けたり，余震があったり，計画停電，節電で周りが暗くなっていることで，実際に被災していない地域の人でも気分が落ち込むことがあります．ひどい場合は食欲が落ちたり，眠れないなどの症状が現れます．
　ヒトは辛い知らせ，悲しい知らせを受けた時，一度は落ち込み，状況を否定することもありますが，時間とともに対応方法や先のことを考え，前向きになります．ただ，内容によってはなかなか前向きになれない場合も出てきます．この状態が長く続くとうつ病になり，短期間の場合は適応障害といわれています．適応障害では，ストレス状態に自分がいることを自覚してもらうことが治療の第一歩です．そして患者さんに合ったストレスの発散を試みることです．薬物療法では現れた症状により抗不安薬や抗うつ薬，睡眠薬を用いますが，対症療法的な服薬ですので，症状がなくなれば中止されます．

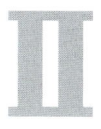

II 向精神薬の薬理がわかる

1 三環系抗うつ薬（TCA）

1 概要（分類）（表1, 図1）

　現在，抗うつ薬は化学構造式や作用機序から分類されるが，もっとも古くから使用されているのが，三環系抗うつ薬（tricyclic antidepressants：TCA）である．使用の歴史が長いことからEBM（evidence-based medicine）は充実しており，重度のうつ病には現在も用いられている．

表1　三環系抗うつ薬（TCA）の分類と特徴

	一般名	主な商品名	化学構造分類	生体アミン取り込み阻害作用 (IC_{50}：nmoL/L)			5-HT選択性 (NA/5-HT)
				NA	5-HT	DA	
第一世代	イミプラミン塩酸塩	トフラニール	第三級	14	35	17000	0.42
	トリミプラミンマレイン酸塩	スルモンチール	第三級	*1	*1	—	—
	クロミプラミン塩酸塩	アナフラニール	第三級	21	1.5	4300	14
	アミトリプチリン塩酸塩	トリプタノール	第三級	24	39	5300	0.62
	ノルトリプチリン塩酸塩	ノリトレン	第二級	3.4	570	3500	0.006
	アモキサピン	アモキサン	第二級	4.4	470	—	0.009
第二世代	ロフェプラミン塩酸塩	アンプリット	第三級	2.7	880	330	0.003
	ドスレピン塩酸塩	プロチアデン	第三級	*2	*2	*2	—

*1：イミプラミン塩酸塩を1とした時，NAは1.12，5-HTは0.06であった
*2：他の報告より，いずれもアミトリプチリン塩酸塩と同等
—：データなし

(Hyttel et al：Rev Contemp Pharmacother **6**：271-285, 1995より引用改変)

1. 三環系抗うつ薬（TCA）

第二級アミン

ノルトリプチリン塩酸塩

アモキサピン

第三級アミン

イミプラミン塩酸塩

トリミプラミンマレイン酸塩

クロミプラミン塩酸塩

アミトリプチリン塩酸塩

ロフェプラミン塩酸塩

ドスレピン塩酸塩

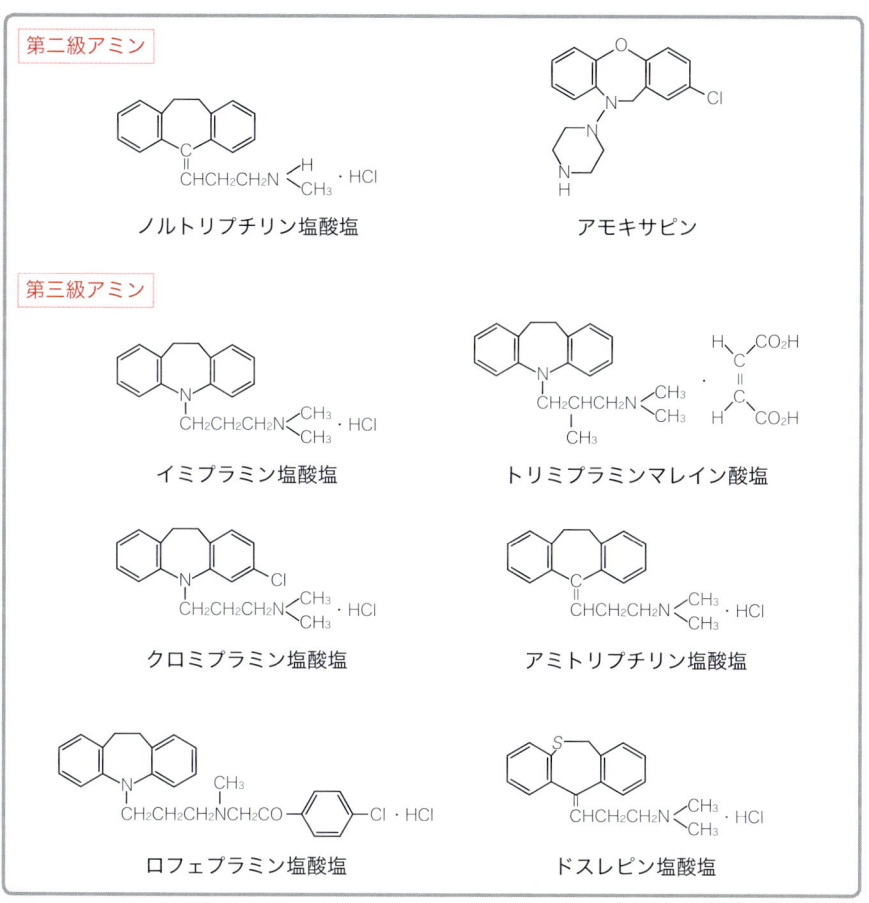

図1　三環系抗うつ薬（TCA）の化学式

　TCAはその発売の歴史からさらに第一世代，第二世代に分類される．第二世代は第一世代と比べ，効果発現が速い（アモキサピン），副作用が少ない（ドスレピン塩酸塩）などの特徴を持つ．また化学構造から第二級アミンと第三級アミンに分類されることがある．この違いによりモノアミンの再取り込みに違いが出る．

2　作用機序（図2）

　シナプス終末でのモノアミントランスポーターを阻害して，ノルアドレナリ

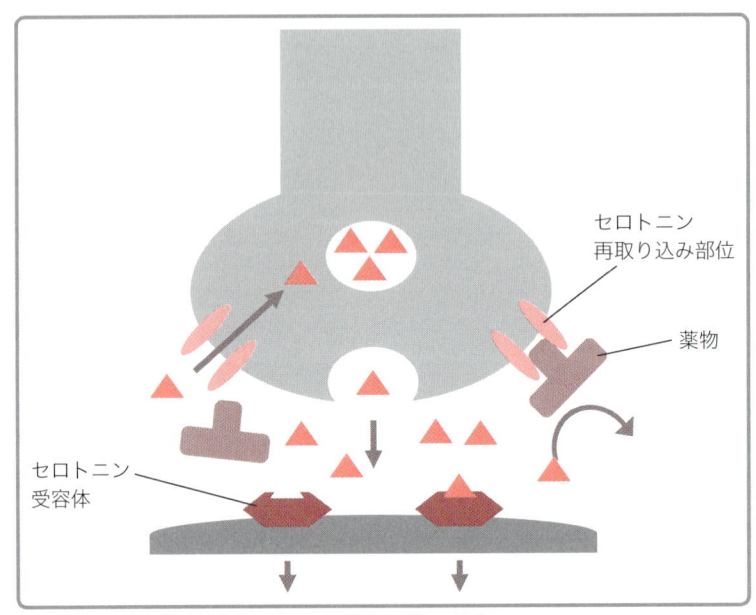

図2 セロトニン神経系における抗うつ薬の作用

ン（noradrenaline：NA）［NAの図はⅡ-「2. 四環系抗うつ薬」**図2**，p130を参照］とセロトニン（5-hydroxytryptamine：5-HT）の再取り込みを抑制することにより，シナプス間隙でのモノアミン濃度を増加させ，神経伝達を活発にし，抗うつ作用を示すと考えられる．ただし，薬物投与によりNAと5-HTのシナプス間隙の濃度はすぐに上昇するが，抗うつ効果が現れるまでには1～2週間必要とされることから，うつ病はシナプス間隙のモノアミンの低下だけが原因ではないと考えられている．

抗うつ薬の長期投与によりモノアミン濃度が上昇すると，シナプス前受容体のダウンレギュレーションが引き起こされ，神経伝達を調整することも抗うつ作用の機序と考えられている．

3 効 果（図3）

TCAの抗うつ効果と後述する選択的セロトニン再取り込み阻害薬（selective serotonin reuptake inhibitor：SSRI）の効果は開発臨床試験では同等との結果が得られているが，多くの臨床家が重症例にはTCAのほうが効果的であるとしている．

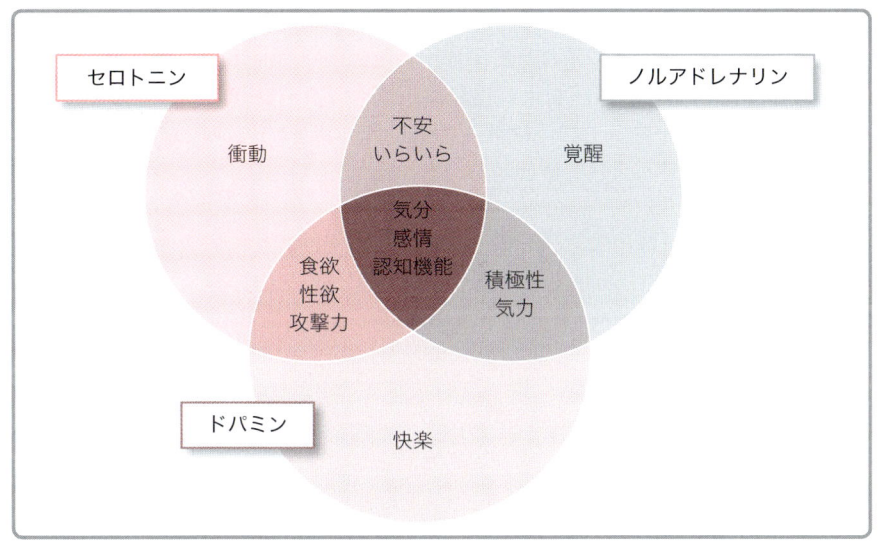

図3 モノアミン神経系の役割　(Moller HJ：J Clin Psychiatory 61 [Suppl 6]：24-28, 2000)

　図3に示したように，5-HTは主に衝動性に関与しており，不安や緊張，攻撃性などを調整している．NAは主に覚醒系に関与しており，積極性や活動性を調整している．ドパミン（dopamine：DA）は快楽に関する調整をしていることから食欲，意欲などが出てくるためには重要なモノアミンと考えられている．
　TCAはシナプス間隙でモノアミン（NA，5-HT）を増加させるが，TCAにより増加するモノアミンのバランスが異なる（**表1**，p122参照）．前述したように第二級アミンのノルトリプチリン塩酸塩やアモキサピンではNAの再取り込み阻害作用が強く，第三級アミンであるイミプラミン塩酸塩やアミトリプチリン塩酸塩は5-HTの再取り込み阻害の強いことが実験的にわかっている．またクロミプラミン塩酸塩は5-HTの再取り込み阻害作用がTCAの中ではもっとも強く，強迫症状，不安などにも効果をもたらす．

4　副作用などの注意点

　TCAはその効果は強いが，副作用も強く多彩であることが臨床での使用を困難にしている．TCAはトランスポーター以外に，各種の受容体に対して作用を示すため副作用となって症状が現れる（Ⅱ-「2．四環系抗うつ薬」**表2**，

p129参照).ムスカリン受容体への作用は抗コリン作用となって現れ,便秘,尿閉,口渇などを示す.これらの副作用発現は服薬開始後早々に出現する.抗α_1作用では起立性低血圧および鎮静が,抗ヒスタミン作用では催眠・鎮静作用を示す.便秘,眠気,口渇は頻度の高い副作用で,TCAの服薬コンプライアンスを低下させる大きな原因となっている.

またTCAによるQT延長は注意が必要である.用量依存的に頻度が高まること,高用量では死に至ることもあるため,重大な副作用である.

5 各薬剤の特徴

● イミプラミン塩酸塩
TCAの基準薬.EBMが確立しており,作用も強力である.

● トリミプラミンマレイン酸塩
やや5-HTの再取り込み阻害のほうが強い.第一世代TCAの中では副作用が穏やか

● クロミプラミン塩酸塩
TCAの中ではもっとも5-HTの再取り込み阻害の強いことが特徴.強迫性障害・パニック障害などにも用いられる.

● アミトリプチリン塩酸塩
やや5-HTの再取り込み阻害のほうが強いが,疼痛緩和にも効果が示されている.

● ノルトリプチリン塩酸塩
アミトリプチリンの活性代謝物.NAの再取り込み阻害のほうが強い.比較的抗コリン作用や心毒性は弱いとされている.治療濃度域(therapeutic window)があるといわれており,投与量の調整は慎重に対応する.

● アモキサピン
NAの再取り込み阻害のほうが強い.効果発現の速さはTCAの中で一番である.抗ドパミン作用を有しており,被害妄想などの強いうつ病に対して使用される.高用量でのせん妄に注意.

◉ ロフェプラミン塩酸塩

　第二世代のTCA．NAの再取り込み阻害のほうが強い．第一世代とは循環器系の副作用の少ないことで差別化されている．

◉ ドスレピン塩酸塩

　第二世代のTCA．TCAの中では抗コリン性の副作用がもっとも穏やかであることを特徴としている．

2 四環系抗うつ薬

1 概要（分類）（表1，図1）

　TCAの副作用を軽減させる目的で開発されたのが，四環系抗うつ薬である．いずれも第二世代抗うつ薬に分類されるが，立体的に四環構造であるマプロチリン塩酸塩と並列に四環が並んでいるミアンセリン塩酸塩およびセチプチリンマレイン酸塩（以下，ミアンセリン類）とは特徴が異なる．

2 作用機序（図2）

　マプロチリン塩酸塩の作用機序はTCAと同様に，モノアミンの再取り込み阻害作用による．マプロチリン塩酸塩は特にNAトランスポーターに対する選択性が強く，シナプス間隙ではNAを増加させる．一方，5-HTトランスポーターに対してはまったく作用しない．またその他の各種受容体に対する結合能も低い．
　ミアンセリン類は前シナプスのα_2自己受容体に結合し，フィードバックによるNAの放出抑制を阻害し，シナプス間隙へのNA放出を促進する．またNAの代謝回転を亢進することでNAの活性度を高める．

3 効　果

　四環系抗うつ薬の抗うつ効果は，EBMが確立されている．ただし，TCAよりは軽症例への使用が推奨され，重症例での効果は物足りないとの評価がある．
　ミアンセリン類はTCAとはまったく作用機序が異なることから，TCAで効果不十分症例に対し，切り替えや上乗せで使用してもその効果が期待できる．

表1 三環系・四環系抗うつ薬の分類と特徴

分類		一般名	主な商品名	生体アミン取り込み阻害作用 (IC_{50}：nmoL/L)		副作用				
				NA	5-HT	抗コリン作用	抗α_1作用	キニジン様作用	抗H_1作用	抗D_2作用
第一世代	三環系	イミプラミン塩酸塩	トフラニール	14	35	++++	++	+++	+++	+/++
		トリミプラミンマレイン酸塩	スルモンチール	*1	*1	++++	++	+++	+++	++
		クロミプラミン塩酸塩	アナフラニール	21	1.5	++++	++	+++	++	++
		アミトリプチリン塩酸塩	トリプタノール	24	39	++++	+++	+++	++++	+++
		ノルトリプチリン塩酸塩	ノリトレン	3.4	570	+++	+	++	++	+/++
第二世代		アモキサピン	アモキサン	4.4	470	++	+	++	++	+
		ロフェプラミン塩酸塩	アンプリット	2.7	880	+/++	++	+	+/++	+
		ドスレピン塩酸塩	プロチアデン	*2	*2	+++	++	++	+++	++
	四環系	マプロチリン塩酸塩	ルジオミール	8	5300	++	+	++	+++	+
		ミアンセリン塩酸塩	テトラミド	42	2300	±/+	+	±	++++	+/++
		セチプチリンマレイン酸塩	テシプール	220	>10000	±/+	+	±	++++	+

*1：イミプラミン塩酸塩を1とした時，NAは1.12，5-HTは0.06であった
*2：他の報告より，いずれもアミトリプチリン塩酸塩と同等

(Hyttel et al；Rev Contemp Pharmacothor 6：271-286, 1995より引用改変)

4 副作用などの注意点

　TCAと比べると副作用発現頻度は低く，またその程度も軽度である．マプロチリン塩酸塩では痙攣閾値を下げるとの報告があるため，てんかんの既往がある場合は注意が必要である．ミアンセリンでは眠気の頻度，程度ともにTCAより高い．就寝前服薬とすることで調整可能であるが，翌日まで眠気が

図1 四環系うつ薬の化学式

マプロチリン塩酸塩 ・HCl
ミアンセリン塩酸塩 ・HCl
セチプチリンマレイン酸塩

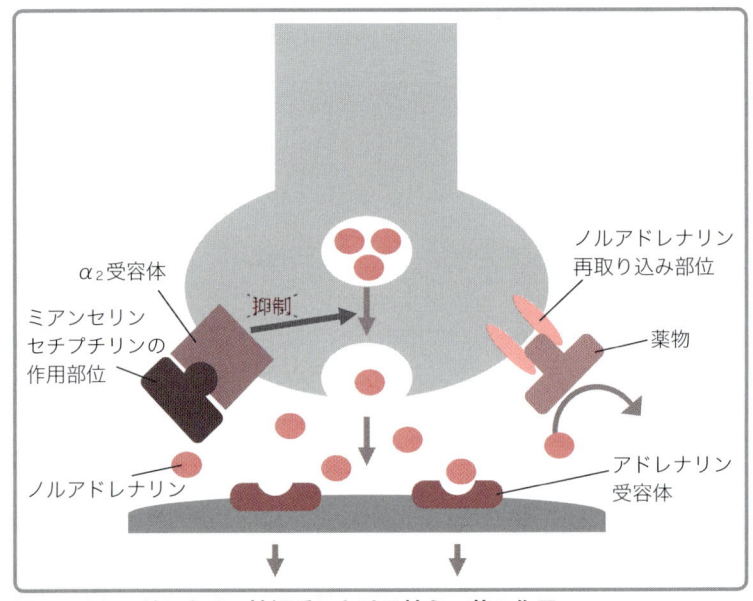

図2 ノルアドレナリン神経系における抗うつ薬の作用

（図中ラベル：α₂受容体、ミアンセリン・セチプチリンの作用部位、抑制、ノルアドレナリン再取り込み部位、薬物、ノルアドレナリン、アドレナリン受容体）

残る場合もあるので高齢者では注意する．

　四環系に限らず，抗うつ薬の処方に際しては，患者の自殺に配慮しなければならない．特に24歳以下，投与開始早期および投与量を変更する際には，十分注意する．海外で実施された大うつ病性障害などの精神疾患を有する患者1,000例を対象とした，複数の抗うつ薬の短期プラセボ対照臨床試験の検討結果において，抗うつ薬投与群の18歳未満では14例，18〜24歳以下の患者では5例，自殺念慮や自殺企図の発現リスクがプラセボ群と比較し，増加した．なお，25歳以上の患者における自殺念慮や自殺企図の発現のリスクの上

昇は認められず，65歳以上においては6例減少した．

　また患者の性格にも配慮が必要とされ，過去に何らかの薬物依存（アルコール依存も含む）や過量服薬の経験のある患者へは1回の処方量を致死量以下とする．

5　各薬剤の特徴

● マプロチリン塩酸塩

　SSRI登場前はもっとも処方されていた抗うつ薬．TCAと同等の効果を示す一方，副作用の少ないことが利点である．血中半減期が長いことから，1日1回服用による効果も認められている．

● ミアンセリン塩酸塩

　口渇，便秘などの副作用は軽度のものが多いため，高齢者にしばしば処方される．血中半減期が長いことから，1日1回服用による効果も認められていること，眠気の副作用頻度が高いことから，夕食後や就寝前で投与し，睡眠導入剤代わりに処方されることもある．

● セチプチリンマレイン酸塩

　国内開発の四環系抗うつ薬．作用機序・効果はミアンセリン塩酸塩とほぼ同等で，抗コリン作用は極めて弱いため，高齢者に使用しやすい．

3 選択的セロトニン再取り込み阻害薬（SSRI）

1 概要（分類）（図1）

　第三世代の抗うつ薬として，フルボキサミンマレイン酸塩，パロキセチン塩酸塩水和物，塩酸セルトラリン，エスシタロプラムシュウ酸塩の4種類が発売されている．これまでの抗うつ薬はその化学構造式から分類されてきたが，第三世代に分類されるSSRIには構造式での共通点はなく，作用機序により分類されることとなった．

　米国での発売から約10年遅れて，1999年にフルボキサミンマレイン酸塩が日本でも発売されるようになり，国内でのうつ病治療が大きく変わったと考えられている．SSRIは5-HTトランスポーターの選択性が高く，他の受容体にはほとんど影響を及ぼさないため，副作用の少ない抗うつ薬として，精神科医のみならずプライマリーの医師も処方できることから，うつ病の早期治療が試みられるようになった．

2 作用機序（表1）

　シナプス終末で5-HTトランスポーターを阻害して，5-HTの再取り込みを抑制することにより，シナプス間隙での5-HT濃度を増加させ，神経伝達を活発にし，抗うつ作用を示す．

　長期投与によるシナプス前受容体のダウンレギュレーションで，神経伝達を調整することもTCAと同様と考えられている．

　4種のSSRIは表1に示したモノアミンに対する再取り込み阻害能の比，およびその選択性の強さにより薬剤が特徴づけられている．

3 効果

　抗うつ作用については，海外でもすでに長期的に使用されていることもあ

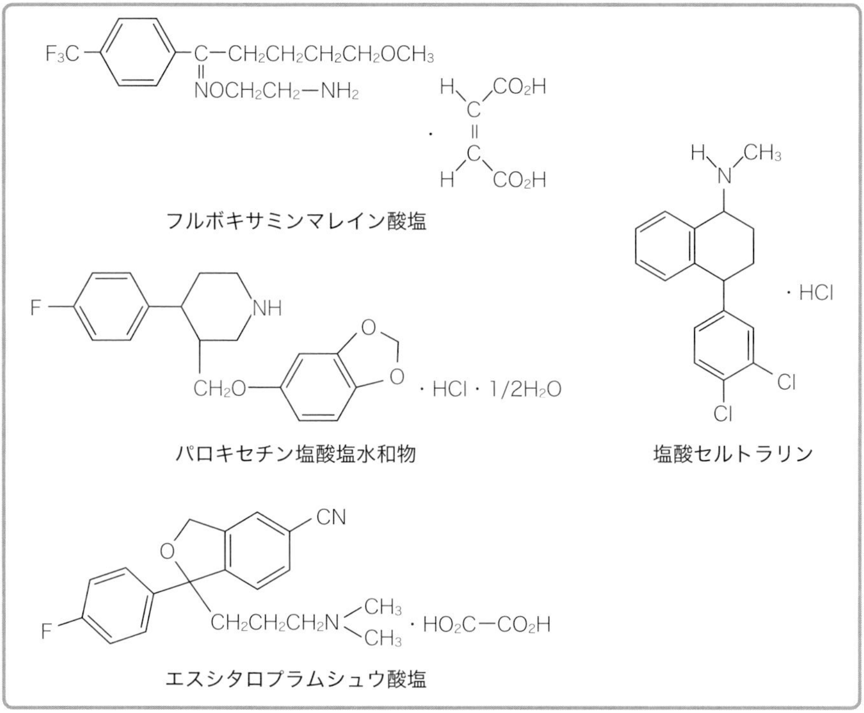

フルボキサミンマレイン酸塩

パロキセチン塩酸塩水和物

塩酸セルトラリン

エスシタロプラムシュウ酸塩

図1　選択的セロトニン再取り込み阻害薬（SSRI）の化学式

り，EBMが充実している．うつ病治療のアルゴリズムでも第一選択薬としてSSRIがあげられている．

　効果発現はTCAと同じくらいで約1ヵ月もしくはそれ以上の時間が必要とされていること，効果そのものはTCAより弱く，重症例には適していないことに留意する．

　SSRIはうつ病以外にも強迫神経症，パニック障害，社会不安障害にも効果を示すことから，精神疾患では幅広く処方されている．また作用機序は明らかではないものの，ラット高架式十字迷路試験において反復投与により，オープンアームでの滞在時間および進入回数を増加させることから抗不安効果のあることが示されている．さらに電気刺激による恐怖条件づけ負荷法による実験ではすくみ行動時間を減少させることから，学習した情動記憶に基づいた不安（＝嫌な思いをしたことによる不安）にはベンゾジアゼピン系薬物にはない，極めて高い効果を示す．

　このようにSSRIにより不安が改善されることで，不安のストレスにより発

表1 選択的セロトニン再取り込み阻害薬（SSRI）[第三世代]の特徴

一般名	商品名	生体アミン取り込み阻害作用 (IC_{50}：nmoL/L)		5-HT選択性 (NA/5-HT)	副作用				
		NA	5-HT		抗コリン作用	抗α_1作用	キニジン様作用	抗H_1作用	抗D_2作用
フルボキサミンマレイン酸塩	デプロメール ルボックス	620	3.8	160	−	±	−	++	±
パロキセチン塩酸塩水和物	パキシル パキシルCR	81	0.29	280	+	−	−	++	±
塩酸セルトラリン	ジェイゾロフト	160	0.19	840	−	−	−	+	±
エスシタロプラムシュウ酸塩	レクサプロ	2,500	2.1	1,200	−	−	−	++	−

(Hyttel et al：Rev Contemp Pharmacother **6**：271-285, 1995より引用改変)

現していた抑うつ症状が改善するとも考えられる.

4 副作用などの注意点

　頻度の高い副作用は，嘔気・嘔吐，下痢など消化管の5-HT受容体に対する作用によるものである．その他，傾眠なども含めて少量から服薬を開始することで，軽減を図ることができる.

　最近話題となった副作用では，アクチベーションシンドローム（賦活症候群：服薬初期や投与量の変更時に出現しやすい不安，焦燥，不眠，易刺激性，衝動性，躁状態などを示す状態，特に高齢者では興奮状態になる患者もいる）の発現に注意する．急に攻撃性が増すことで，SSRIを服用した患者が子供など家族に危害を加えた症例が報告され，社会問題として取り沙汰された.

　中止後症状もSSRIで多く報告されている．急な減量や中止により，めまい，ふらつき，特異的な皮膚のひりひり感，頭痛，不眠，易刺激性などが出現する．特にパロキセチン塩酸塩水和物でその頻度が高く，投与量の変更や中止に向けての減量時には5mg錠を用いる．5mg錠を4週間程度服用してから中止すると，1週間で中止した場合より中止後症状の発現は少ないとの報告もある.

　SSRI共通としては，セロトニン症候群が重大な副作用である．急に不安やイライラが増し，精神的に落ち着かなくなったり，振戦，発汗，頻脈などの症

状を呈する．原因薬剤の中止により24時間以内に症状は改善する．

5 各薬剤の特徴

● フルボキサミンマレイン酸塩

SSRIでは唯一の1日2回服用製剤．薬物代謝酵素はCYP2D6で，CYP1A2を強く，2D6，2C19，3A4をやや強く阻害するため，薬物相互作用の報告が多く注意が必要である．

● パロキセチン塩酸塩水和物

世界でもっとも処方されているSSRI．5-HT再取り込み阻害作用は強力なうえに，高用量ではNAの再取り込み阻害作用も示すため，その効果はSSRIの中では強力．1日1回投与で効果が認められて鎮静作用もあることから，就寝前投与とすることで不眠の訴えの多い患者でも睡眠導入薬の処方を調整できる．

アクチベーションシンドローム，中止後症状などSSRI特有の副作用の発現頻度は高い．CYP2D6を阻害するため，薬物相互作用には注意する．

CR錠は腸溶性フィルムコーティングを用いて，薬剤溶出を制御するバリア層とパロキセチンを含むマトリックス薬物層からなる放出制御技術を取り入れたコントロールドリリース製剤で，C_{max}濃度の急激な上昇を抑えることで消化器系症状やアクチベーションシンドロームなどの副作用の減少が期待されている．

● 塩酸セルトラリン

SSRIの中で安全性は特に高く，薬物相互作用への影響も少ない．他のSSRIに比べ，ドパミンの再取り込み阻害能を若干有しており，意欲・行動面の改善も期待される．性機能障害の報告がある．

● エスシタロプラムシュウ酸塩

2011年発売の日本国内では最新の抗うつ薬（2012年7月現在）．セロトニントランスポーターの選択性はSSRIの中でももっとも高く，結合親和性も高い．

海外の心電図検査試験においてQT延長が認められたことから，不整脈またはその既往歴のある患者，先天性QT延長症候群の患者あるいはQT延長を起こすことが知られている薬剤を投与中の患者に対しては慎重投与である．

4 セロトニン・ノルアドレナリン再取り込み阻害薬（SNRI）

1 概要（分類）（図1）

　SNRIは第四世代の抗うつ薬と位置づけられている．ミルナシプラン塩酸塩が1999年に承認され，唯一のSNRIとされていたが，2010年デュロキセチン塩酸塩が発売された．世界的にはベンラファキシンが繁用されているが，国内ではまだ治験中である．ミルナシプラン塩酸塩，デュロキセチン塩酸塩ともに海外からの導入品であるが，開発の中心は日本であるため日本での歴史はあるものの，海外では抗うつ薬としての認知度が低くEBMはいまだ構築中となっている．

2 作用機序（表1, 図2）

　シナプス終末でモノアミンの再取り込みを阻害するが，5-HTとNAをほぼ同じ強度で阻害する．各トランスポーターに対する親和性の特性は両者で似通っているが，デュロキセチン塩酸塩のほうが高く，作用も強力である．その他の受容体にはほとんど影響を示さない．
　デュロキセチン塩酸塩はPETを用いた試験で，5-HTトランスポーター占有

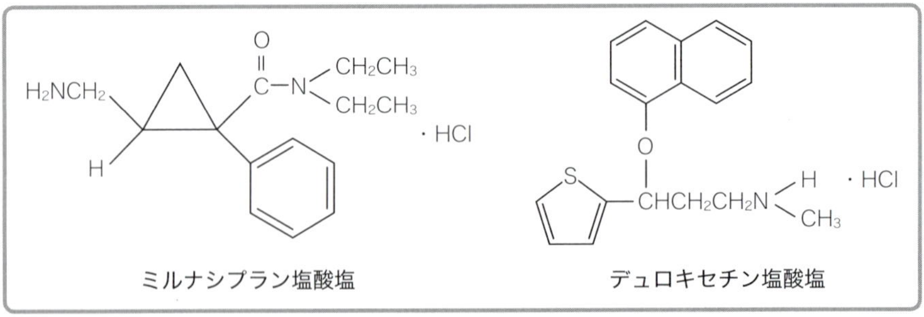

図1　セロトニン・ノルアドレナリン再取り込み阻害薬（SNRI）の化学式

表1 セロトニン・ノルアドレナリン再取り込み阻害薬（SNRI）[第四世代]の特徴

一般名	商品名	生体アミン取り込み阻害作用 (IC_{50}: nmoL/L)		5-HT選択性 (NA/5-HT)	副作用				
		NA	5-HT		抗コリン作用	抗α_1作用	キニジン様作用	抗H_1作用	抗D_2作用
ミルナシプラン塩酸塩	トレドミン	30	28	1.1	±	−	−	+	±
デュロキセチン塩酸塩	サインバルタ	5.8	6.3	0.9	±	−	−	+	±

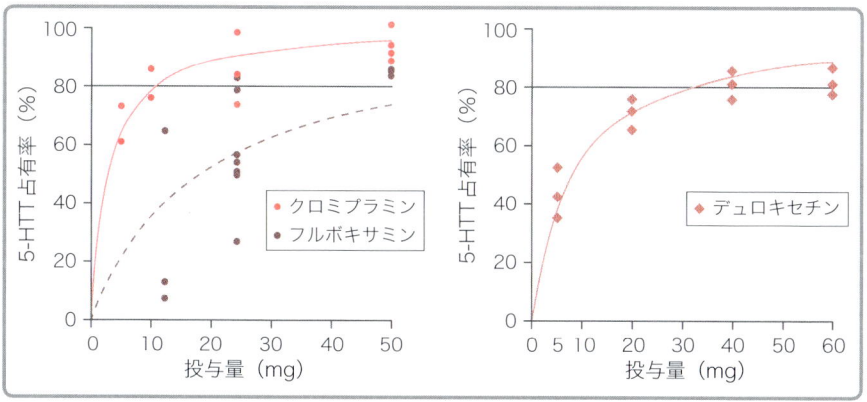

図2 PETによるセロトニントランスポーター占有率の測定
(関根瑞保ほか：脳機能からみたSNRIの効果．SNRIのすべて，第2版，先端医学社，東京，p79-83, 2011)

率から至適用量を想定して臨床試験を実施するという手法をとり，医師の臨床評価と科学的根拠を融合し，臨床開発試験の合理化を図った．

3 効 果

　抗うつ作用については，その効果発現がSSRIやTCAよりも速いことを特徴としている．また，脊髄の下行性疼痛路でのNAおよび5-HTの活性化による身体的な疼痛緩和の効果も期待されている．両剤ともに米国では線維筋痛症や神経因性疼痛の治療薬として承認されている（ミルナシプラン塩酸塩は抗うつ薬ではなく，鎮痛補助薬としてのみ承認されている）．デュロキセチン塩酸塩は国内では2012年糖尿病性神経因性疼痛に対して効能が認められた．
　さらにデュロキセチン塩酸塩は米国では腹圧性尿失禁，全般性不安障害の適

応を取得しており，腹圧性尿失禁に対する効果は日本でも期待されている．

4 副作用などの注意点

5-HT受容体に対する作用からSSRI同様，嘔気・嘔吐，下痢など副作用頻度は高い．こちらも少量から開始することで，その発現を抑えることが可能である．

その他のSNRIで発現頻度の高い副作用としては，傾眠，口渇，頭痛があげられる．またNA量の増加に伴い，高血圧クリーゼの報告があるので，高血圧や心疾患の患者へ投与する際には注意する．尿閉もSNRIに特徴的な重大な副作用である．尿量減少や排尿障害を認めた場合は，投与を中止する．SSRIに比べ，中止後症状の発現は低いが，中止時は漸減することが望ましい．

NAの増加により意欲の改善が認められ行動力が現れるが，一方で自殺の頻度が高くなることが懸念されている（気分的な改善より先に行動面の改善がみられるために，死を選択し，行動に出てしまう）．ベンラファキシンでは統計頻度が高いとする報告などもあり，SNRI服用時にはより一層の注意が必要である．

5 各薬剤の特徴

● ミルナシプラン塩酸塩

国内ではじめて発売されたSNRI．副作用が少なく，薬物代謝酵素への影響も極めて少ないことから，高齢者にも使用しやすい．ただし排尿障害には注意する．

● デュロキセチン塩酸塩

2年前に発売されたばかりのSNRI．初回投与量が20mg，次のステップで臨床維持用量40mgに増量可能であるため，抗うつ効果の早期発現が期待できる（他の抗うつ薬は3～4ステップ必要）．

5 その他の抗うつ薬
（スルピリド，SARI，NaSSA）

1 概要（分類）（図1）

　他に分類されない抗うつ薬として，抗精神病薬ではあるが，低用量では抗うつ効果を示すスルピリド，第二世代に分類されるセロトニン受容体遮断・再取り込み阻害薬（serotonin 2 antagonist and reuptake inhibitor：SARI）であるトラゾドン塩酸塩，ノルアドレナリン作動性・特異的セロトニン作動性抗うつ薬（noradrenergic and specific serotonergic antidepressant：NaSSA）であるミルタザピンがある．これらの薬剤は化学構造式からも薬理作用からも同分類となる薬剤がないが，臨床上は評価の高い抗うつ薬である．

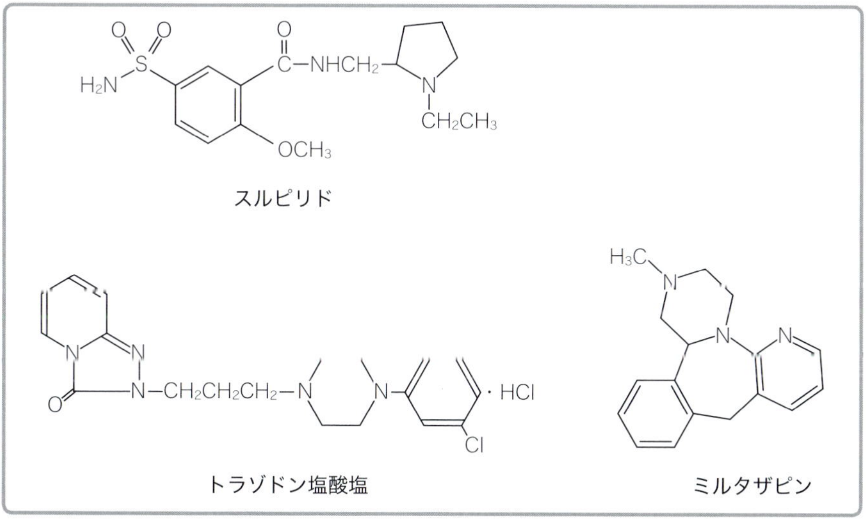

図1　その他の抗うつ薬の化学式

2 作用機序

● スルピリド

　ドパミンD_2受容体を選択的に阻害することで抗精神病作用を示す．抗うつ作用の機序は明確にはされていないが，D_2自己受容体の阻害作用があり，フィードバックによるドパミン放出抑制を阻害することでドパミン量を増やすことが抑うつ効果に関連していると考えられている．また低用量では末梢で消化管に作用し，血流を促進することから胃粘膜保護を示し，食欲増進する．

● SARI

　他の抗うつ薬と同様に前シナプスのセロトニントランスポーターにおける5-HTの再取り込みを阻害し，細胞間隙の5-HT量を増加させる．さらに後シナプスの5-HT_2受容体の遮断作用を持つため，増加した5-HTは効率よく抑うつ効果に関連する5-HT_1受容体に結合することから5-HT活性が高まると考えられている．ただし，再取り込み阻害能はSSRIほど強くはない．

● NaSSA（図2）

　化学構造式は四環系抗うつ薬ミアンセリン塩酸塩に類似している．作用機序も前シナプスの$α_2$自己受容体に結合し，フィードバックによるNAの放出抑制を阻害するところは同様である．ミルタザピンはさらに前シナプスの$α_2$ヘテロ受容体にも作用し，5-HTのフィードバックによる放出抑制を阻害すること，後シナプスの5-HT_2および5-HT_3受容体の遮断作用を持ち，5-HT_1受容体への5-HTの結合を強化することから，抑うつ効果が期待されている．

3 効　果

● スルピリド

　抗精神病作用から統合失調症に，消化管での血流促進作用から胃・十二指腸潰瘍にも効果がある．うつ病に対しては軽症例で効果的であるとされている．

● SARI

　抗うつ作用はSSRIと同等，もしくはやや弱い．鎮静作用が強いことから，1日1回就寝前投与として，抗うつ効果もある睡眠改善薬として用いられている．

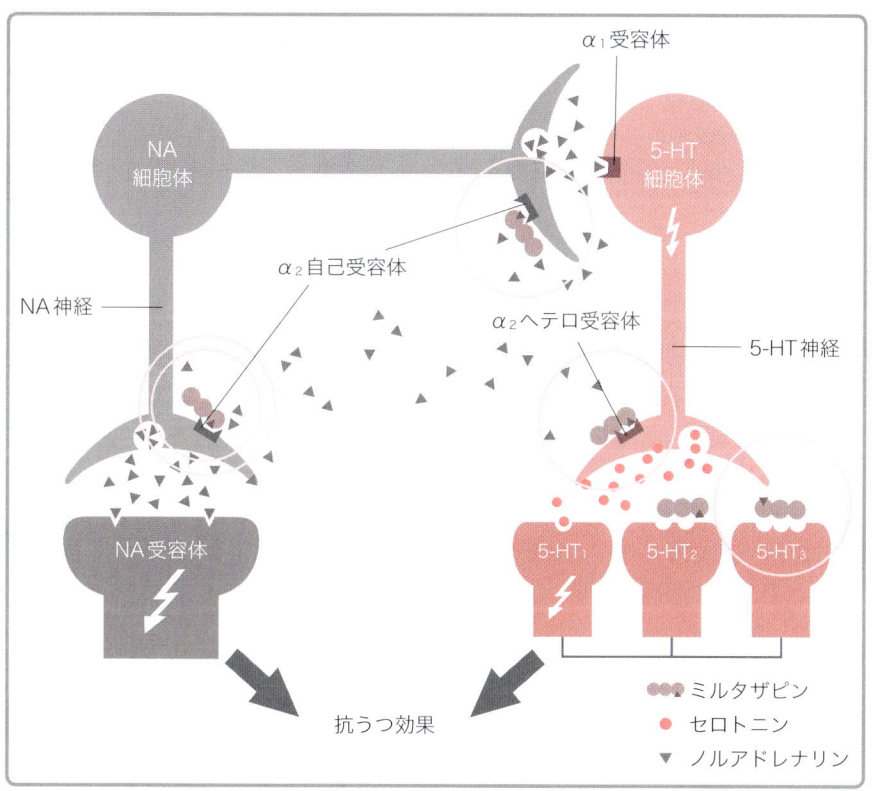

図2 ミルタザピンの作用機序（リフレックス錠［Meiji Seika ファルマ社］インタビューフォーム）

● NaSSA

抗うつ作用はSSRIと同等．ミアンセリン塩酸塩同様，鎮静作用が強いことから，1日1回就寝前投与とされている．

2009年2月28日にLancetに掲載された論文によると，117の無作為化臨床試験をメタ解析したところ，12種類の新世代抗うつ薬（ブプロピオン塩酸塩［bupropion hydrochloride］，シタロプラム臭化水素酸塩［citalopram hydrochloride］，デュロキセチン塩酸塩，エスシタロプラムシュウ酸塩，フルオキセチン塩酸塩［fluoxetine hydrochloride］，フルボキサミンマレイン酸塩，ミルナシプラン塩酸塩，ミルタザピン，パロキセチン塩酸塩水和物，レボキセチンメシル酸塩［reboxetine mesylatine］，セントラリン，ベンラファキシン塩酸塩［venlafaxine hydrochloride］）の中で効果の面ではもっとも高い評価を得た抗うつ薬であった．

4 副作用などの注意点

● スルピリド
D_2受容体阻害作用によるふるえなどのパーキンソン様症状，長期投与時の遅発性ジスキネジアに注意する．また女性では高プロラクチン血症に伴う生理不順，乳汁分泌の発現頻度は極めて高いが，減量や中止により改善する．

● SARI
安全性の高い抗うつ薬である．他の抗うつ薬がモノアミン酸化酵素（MAO）阻害薬との併用に制限があるのに対してトラゾドン塩酸塩は併用可である．眠気の頻度がもっとも高く4.33%，その次は，めまい，ふらつきなどで4%以下である．特徴的な副作用報告としては，持続性勃起がある．

● NaSSA
傾眠（眠気より強く，意識しなければ眠ってしまう状態）の発現頻度は50%であり，服薬の継続を困難とする場合がある．翌日まで眠気が残り，倦怠感，頭重感に繋がることもある．一過性の肝機能障害，抗コリン作用による口渇，便秘などの発現頻度も高いので，注意する．

5 各薬剤の特徴

● スルピリド
SSRIなどと併用し，50〜100mgを投与すると意欲，活動性が高まる症例がみられる．食欲低下を示している症例などにも効果的である．

● SARI（トラゾドン塩酸塩）
SSRIが発売されるまでは処方頻度が高い抗うつ薬であった．安全性は高いものの，効果がマイルドである．

● NaSSA（ミルタザピン）
睡眠改善効果は初回の服薬から現れる．眠れるようになることで抗うつ効果の発現も速い．5-HTの作用をより強力にするために，SSRIと併用する場合があるが，セロトニン症候群には注意が必要である．

6 定型抗精神病薬

1 概要（分類）（図1）

　日本でもっとも古い抗精神病薬であるクロルプロマジン塩酸塩は1955年に発売された．その後，いくつもの抗精神病薬が開発され，統合失調症の治療は大きく変わったといわれている．しかし治療効果と安全性のバランスの難しさから多剤併用されることが多く，入院を余儀なくされている患者も多かった．そのため1980年代から欧米では副作用が少なく，さらに統合失調症の陽性症状だけでなく，陰性症状に対しても効果の認められる抗精神病薬の開発が進められた．この流れの中で従来，治療に用いられている抗精神病薬を定型抗精神病薬，新たに開発されている抗精神病薬を非定型抗精神病薬と分類するようになった．

　定型抗精神病薬は，化学構造式の骨格からフェノチアジン系，ブチロフェノン系，イミノジベンジル系，ベンザミド系などに分類されるのが一般的である．

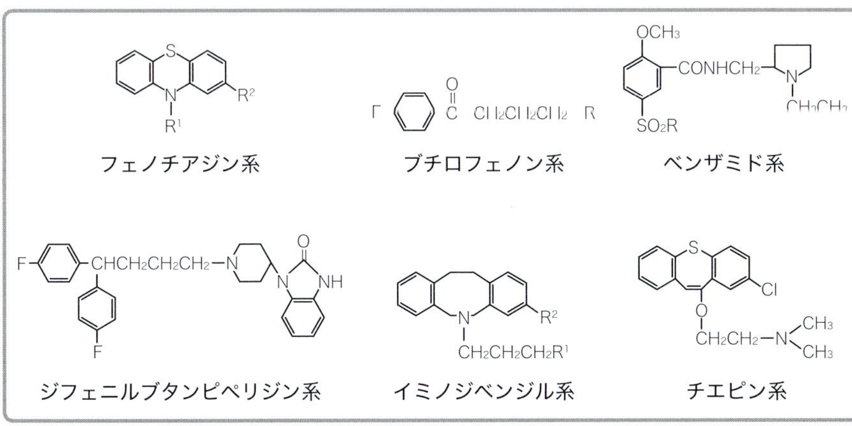

フェノチアジン系　　ブチロフェノン系　　ベンザミド系

ジフェニルブタンピペリジン系　　イミノジベンジル系　　チエピン系

図1　定型抗精神病薬の化学式

なお，最近はさらに作用機序の異なる抗精神病薬の開発が進められていることもあり，定型，非定型ではなく，第一世代（定型），第二世代（後述する非定型薬）と呼び変えることも提唱されている．

2 作用機序（表1，図2）

現在，発売されている抗精神病薬は化学構造式の基本骨格やハロゲンイオンの結合により，その強弱に違いはあるものの，必ずドパミン D_2 受容体遮断作用を有している．このため統合失調症の症状はドパミンの過剰分泌によるものと考えられ，ドパミンを抑えることが治療とされた．

また D_2 受容体遮断の強弱と各薬物の平均的な臨床用量は正の相関関係があることが示され（図2），D_2 受容体遮断作用が強い薬物ほど，効果も強く望ましいと考えられ，臨床症状の増悪に伴い，D_2 受容体遮断薬を追加する治療（多

表1 定型抗精神病薬の各種受容体遮断作用

分類	一般名	ドパミン					α_1	mACh	5-HT$_2$	H$_1$
		D_2	D_3	D_4	D_1	D_5				
フェノチアジン系	クロルプロマジン塩酸塩	++	++++	+	++	+	+++	++	+++	+++
	レボメプロマジンマレイン酸塩	++	−	−			+++	++	++	+++
	ペルフェナジンマレイン酸塩	+++					±	+	++	++
ブチロフェノン系	ハロペリドール	+++	++	+	±	+	+	−	+	−
	ブロムペリドール	+++	+++	+	−		±		±	−
ベンザミド系	スルピリド	+					±	±	±	±
	ネモナプリド	++++	+++	+++			±	±	±	±
	チアプリド塩酸塩	+								
ジフェニルブタンピペリジン系	ピモジド	+++	+++	+	±		±	+	+	±
イミノジベンジル系	モサプラミン塩酸塩	+++		+		−	±		++	++
チエピン系	ゾテピン	++	++	++			+	+	++	+

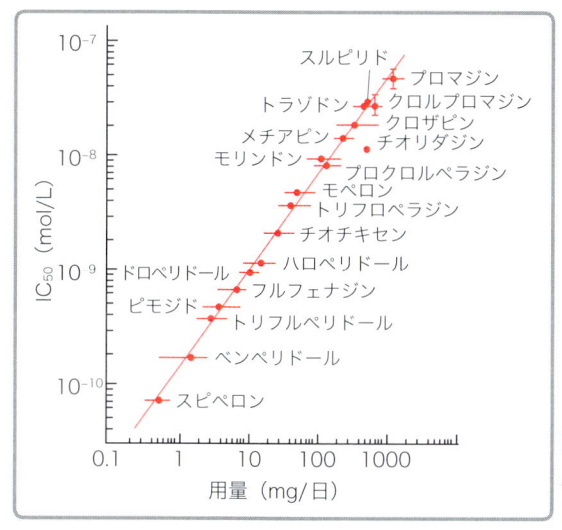

図2 抗精神病薬の平均臨床薬用量とD_2受容体遮断作用(IC_{50})との相関 (Seeman, 1980)

剤併用大量療法）が続けられた．

D_2受容体以外にも**表1**に示したように薬剤によりセロトニン5-HT，ムスカリンM_1，アドレナリンα_1，ヒスタミンH_1などの受容体に結合する．

3 効 果

統合失調症の陽性症状（幻覚，妄想，精神運動興奮など）に対して，抗精神病薬による中脳-辺縁系のD_2受容体の遮断が効果を示す．その強度は，ブチロフェノン系薬がもっとも強い．統合失調症の急性増悪期には鎮静作用も期待されるが，鎮静作用はフェノチアジン系薬のほうがブチロフェノン系薬より強い．フェノチアジン系薬はさまざまな受容体遮断作用を持ち，クロルプロマジン塩酸塩に代表されるように抗精神病作用だけでなく，制吐作用，体温低下作用などを示す．

ベンザミド系薬は，選択的にD_2受容体のみを遮断し，他のドパミン受容体，5-HT受容体へはほとんど影響を示さない．ただし，少量では末梢性D_2受容体の遮断作用により制吐作用，胃腸運動促進作用を示す．

イミノジベンジル系薬は，弱いD_2受容体遮断作用とやや強力な$5-HT_{2A}$遮断作用を持っている．

表2 定型抗精神病薬で生じる主な副作用と想定される機序

	副作用	想定される機序
中枢神経系	錐体外路症状 ・パーキンソン様症状 ・アカシジア ・ジストニア ・遅発性ジスキネジア	ドパミンD_2受容体遮断
	傾眠	ヒスタミンH_1受容体遮断
自律神経系	口渇，便秘，尿閉 視力障害，緑内障悪化 起立性低血圧	アセチルコリン受容体遮断 アセチルコリン受容体遮断 アドレナリンα_1受容体遮断
内分泌系	食欲亢進，肥満 高プロラクチン血症（無月経，乳汁分泌）	ヒスタミンH_1受容体遮断 ドパミンD_2受容体遮断
その他	QT延長	アドレナリンα_1受容体遮断・アセチルコリン受容体遮断
	悪性症候群	ドパミンD_2受容体遮断

（八木剛平，渡邊衡一郎：抗精神病薬（神経遮断薬），精神治療薬大系，上巻，三浦貞則（監），星和書店，東京，p323-450, 2001より引用，一部改変）

4 副作用などの注意点（表2）

　定型抗精神病薬の発現しやすい副作用とその機序を**表2**に示した．中枢性のドパミン神経は，中脳-辺縁系以外に黒質-線条体，中脳-前頭葉系，隆起-漏斗系などがあり，それらのD_2受容体遮断は副作用として現れる．黒質-線条体のD_2受容体遮断による錐体外路症状（extrapyramidal symptom：EPS）の発現頻度は高く，パーキンソン様症状，アカシジア，長期投与による遅発性ジスキネジアなどがあげられる．

　下垂体のD_2受容体遮断ではプロラクチンが高値となり，月経不順，乳汁漏出などが現れる．

　重大な副作用として，急激なドパミン量の変化に伴う悪性症候群，麻痺性イレウス，心室細動，抗利尿ホルモン不適合分泌症候群など報告されており，その発現頻度も高いため，服薬中は十分に注意をはらう．

5 各薬剤の特徴

● フェノチアジン系薬

　基本は三環構造であるが，10位のN基に結合する側鎖の構造によってさら

に脂肪族系，ピペラジン系，ピペリジン系に分類され，側鎖により抗精神病作用の力価，鎮静作用の強度，錐体外路症状の出現頻度などが変わる．

脂肪族系はクロルプロマジン塩酸塩に代表される．低力価の抗精神病薬群で，鎮静作用は強く，EPSの出現は他に比べ少ない．

ピペラジン系は高力価で，5-HT$_{1A}$受容体やムスカリン受容体への影響は少ない．プロクロルペラジンは制吐薬として使用されている．

ブチロフェノン系薬

ハロペリドールに代表される．強力なD$_2$受容体遮断作用を持ち，抗精神病作用は優れているが，EPSの発現も強力で，そのために服薬継続ができない場合もある．鎮静作用も強くないため，常用時の眠気，倦怠感などは他より少ない．

ベンザミド系薬

スルピリドに代表される．低力価の抗精神病薬で，これは脳内への移行が悪いことによる．スルトプリド塩酸塩の鎮静作用は強く，躁病・統合失調症の興奮に用いられる．

認知症の周辺症状である攻撃的行為，徘徊，せん妄などに用いられるチアプリド塩酸塩もこの群に分類される．

イミノジベンジル系薬

基本骨格が三環系抗うつ薬と同様であり，陽性症状よりも陰性症状（感情鈍麻，無為自閉など）に対して賦活作用を持つ．

その他

- **チエピン系（ゾテピン）**：定型抗精神病薬に分類されているが，D$_2$受容体遮断作用とともに，強力な5-HT$_{2A}$受容体阻害作用を持つことから，EPSの発現が少ない．
- **ジフェニルブタンピペリジン系（ピモジド）**：強力なD$_2$受容体遮断作用とともに，中等度の5-HT$_{2A}$受容体阻害作用を持つ．小児の自閉障害や精神遅滞に伴う諸症状に適応を持っているが，小児疾患への適応を持つ抗精神病薬は数少ない．

7 セロトニン・ドパミン遮断薬（SDA）

1 概要（分類）（図1）

　セロトニン・ドパミン遮断薬（serotonin-dopamine antagonist：SDA）は1996年に発売された国内最初の非定型抗精神病薬リスペリドンを含む群．従来の定型抗精神病薬がドパミンD_2受容体に対する遮断作用の強弱のみで作用の強弱を考えられていたのに対し，非定型抗精神病薬はセロトニン5-HT_{2A}受容体遮断作用を併せ持っていたり，ドパミンD_2受容体との結合性が緩かったりなどの特徴を持った薬剤である．その結果，錐体外路症状（EPS）やプロラクチン上昇などの副作用が少なく，統合失調症の陰性症状にも効果を認め

〈ベンズイソキサゾール系〉

リスペリドン　　　　　パリペリドン

〈ベンズイソチアゾール系〉

ペロスピロン塩酸塩水和物　　　　　ブロナンセリン

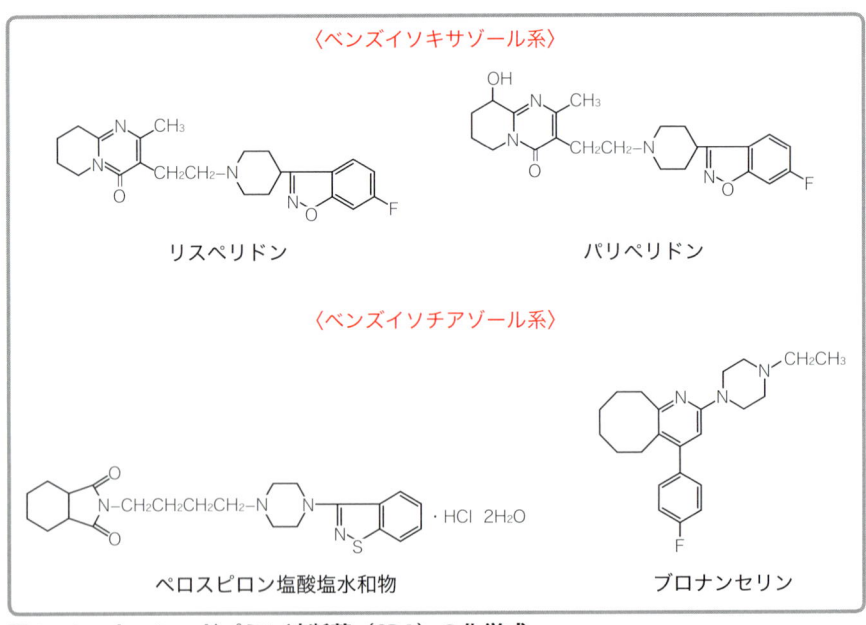

図1　セロトニン・ドパミン遮断薬（SDA）の化学式

表1 セロトニン・ドパミン遮断薬（SDA）の各種受容体遮断作用

一般名	ドパミン					α_1	mACh	5-HT$_2$	H$_1$
	D$_2$	D$_3$	D$_4$	D$_1$	D$_5$				
リスペリドン	＋＋＋	＋＋	＋	±	－	＋＋	－	＋＋＋	＋＋
ペロスピロン塩酸塩水和物	＋＋＋	±	＋＋	±	－	＋＋	－	＋＋＋	＋＋＋
ブロナンセリン	＋＋＋	＋＋＋	－	＋	－	±	－	＋＋	－
パリペリドン	＋＋＋	＋＋＋	＋	±	－	＋	－	＋＋＋	＋

られることを特徴としている．

現在SDAでは，D$_2$受容体遮断作用より強力な5-HT$_2$受容体遮断作用を持つ薬剤が分類されている．リスペリドン，ペロスピロン塩酸塩水和物，ブロナンセリン，パリペリドンの4種類が発売されている．

2 作用機序（表1，図2，図3）

非定型抗精神病薬の中でも，中脳-辺縁系D$_2$受容体遮断作用を持ちながら強力な5-HT$_2$受容体遮断作用を持ち，黒質-線条体のD$_2$受容体遮断のバランスをとることでEPSの副作用発現を弱めている．従来はD$_2$受容体遮断が強いほどよいと考えられていたが，最近のPETの研究で，D$_2$受容体の占有率を100％とした時の効果は占有率65〜75％時と変わらず，EPSの発現が高まることが報告された（図2）．このことから，抗精神病薬の至適用量は，EPSの発現を抑えつつ，抗精神病効果を期待できるD$_2$受容体の占有率70％前後とすることがよいとされている．SDAはこの調整が行いやすいことが特徴（図3）で，リスペリドンの場合，D$_2$受容体遮断作用は5-HT$_{2A}$受容体遮断作用の1/10である．

ペロスピロンは，5-HT$_{1A}$受容体の部分アゴニスト作用を持ち，抗不安効果への期待されている．

ブロナンセリンはD$_2$受容体遮断作用のほうが5-HT$_2$受容体遮断作用より強力ではあるが，定型抗精神病薬にはない5-HT$_2$受容体遮断作用を持つことからSDAに分類されている．

3 効 果

鎮静作用は強くはないため，発売当初は陰性症状に効果的であるといわれて

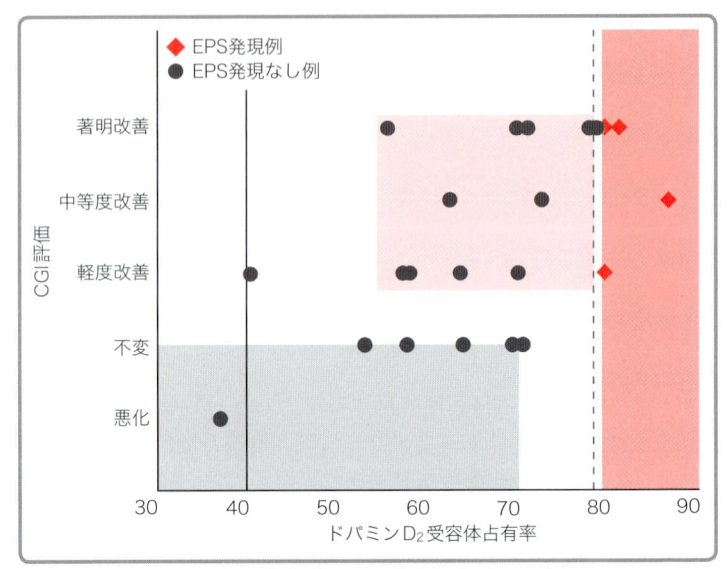

図2　ドパミン D_2 受容体占有率とCGI臨床評価との関係
薄い色はEPS発現がなく症状改善例が集まっている領域，濃い色はEPSが発現する領域，灰色は症状改善がみられない領域を示す．
CGI：clinical global impression（臨床全般印象度）
(Kapur S et al：Am J Psychiatry 157：514-520, 2000)

いたが，臨床使用されるようになってからは，リスペリドンの抗精神病作用はハロペリドールとほぼ同等であり，陽性症状にも効果的であることが認識された．その後は，統合失調症の第一選択薬として，臨床的に用いられている．

その他のSDAも陽性症状，陰性症状のいずれにも効果が認められ，後述するMARTAのような警告や禁忌症がなく扱いやすい抗精神病薬とされ，繁用されている．またリスペリドン，ペロスピロンは適応外ではあるが，認知症患者のせん妄や幻覚・妄想などに対して，使用される場合がある（2011年9月より保険給付は認められている）．

4　副作用などの注意点

定型抗精神病薬と同様に不眠，眠気，便秘，EPSを発現しやすいが，定型群に比べ，その頻度は低く，安全性は高くなった．EPSの中ではアカシジアの頻度が高い．重大な副作用でSDAに特徴的なものとしては，脳血管障害，高血糖や糖尿病の悪化，低血糖，肺塞栓症・静脈血栓症などの血栓塞栓症など

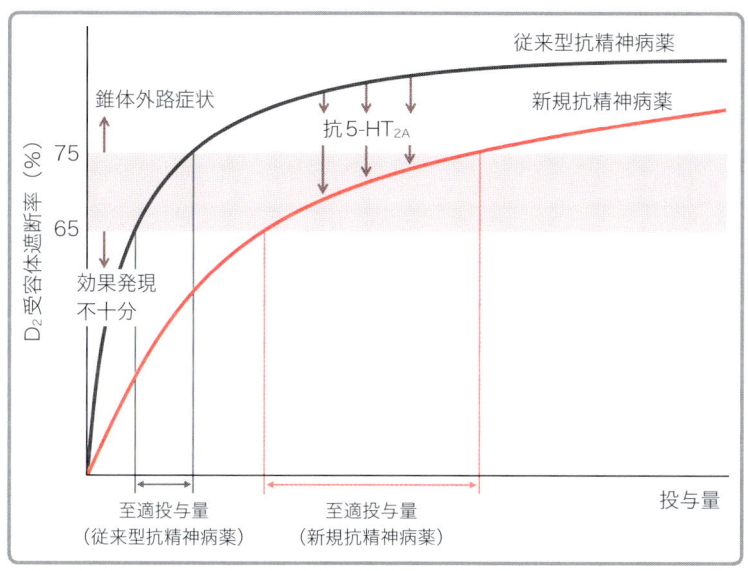

図3　抗精神病薬のD₂遮断率と至適投与量との関係
(石郷岡　純：統合失調症の薬物療法における多剤併用大量療法とその対策．薬剤師のための精神科薬物療法．薬事日報社，東京，p38-52, 2005)

が報告されているので，こられの副作用に対する初期症状に注意する（Ⅱ-「8. 多元受容体作用抗精神病薬（MARTA）」**表1**，p154参照）．

また添付文書に認知症に関連した精神症状を有する高齢者に対する試験で，プラセボより死亡率が高かったとする報告がある．SDAに限った報告ではなく，いずれの抗精神病薬でも同様の可能性はあり，注意が必要である．

5　各薬剤の特徴

● リスペリドン

非定型抗精神病薬の基準薬．鎮静効果，抗精神病作用ともハロペリドールとほぼ同等である（効果換算2対1）．錠剤，細粒，OD錠，内用液，持効性注射製剤が発売されており，患者の状態に合わせて選択できる．

● ペロスピロン塩酸塩水和物

国内開発のSDA．リスペリドンよりEPS（アカシジア）や体重増加などの頻度が低く，安全性に優れている．5-HT$_{1A}$受容体のアゴニスト作用を持つ．

しかし，海外で発売されておらず，エビデンスが少ない．

● ブロナンセリン
D_2受容体遮断作用のほうが5-HT_2受容体遮断作用より強力なため，DSAと呼ばれることもある．SDAの中ではEPSは発現しやすい．薬物代謝酵素CYP3A4に関与しているため，アゾール系抗菌薬などとの併用は禁忌である．

● パリペリドン
リスペリドンの活性代謝物である．その効果はリスペリドンの2倍と考えられているが，OH基を持つため，脳への移行性はリスペリドンより低い．特許を持ったカプセルに薬物充填する工夫により，1日1回投与でも徐々に放出されるように製剤化されている．

8 多元受容体作用抗精神病薬（MARTA）

1 概要（分類）（図1）

　多元受容体作用抗精神病薬（multi-acting receptor targeted antipsychotics：MARTA）はオランザピンに代表される非定型抗精神病薬の分類で，ドパミンD_2受容体やセロトニン受容体だけでなく，ドパミンD_1，D_3，D_4，ヒスタミンH_1，ムスカリンM_1，アドレナリン$α_1$・$α_2$などの受容体にも作用する．クロザピンが海外で1990年代以降，再評価されたことから注目を集めた．

　現在，日本ではオランザピン，クエチアピンフマル酸塩，クロザピンの3種類が発売されている．

2 作用機序（表1）

　前述のように，複数の受容体に結合し作用することから，D_2受容体の遮断作用は高いとはいえない．クロザピンでは，むしろ5-HT_{2A}受容体への結合が強く，黒質-線条体系で5-HTによるドパミンの放出制御をクロザピンの5-HT_{2A}

〈チエノベンゾチアゼピン系〉　　〈ベンゾチアゼピン系〉　　〈ジベンゾジアゼピン系〉

オランザピン　　　　クエチアピンフマル酸塩　　　　クロザピン

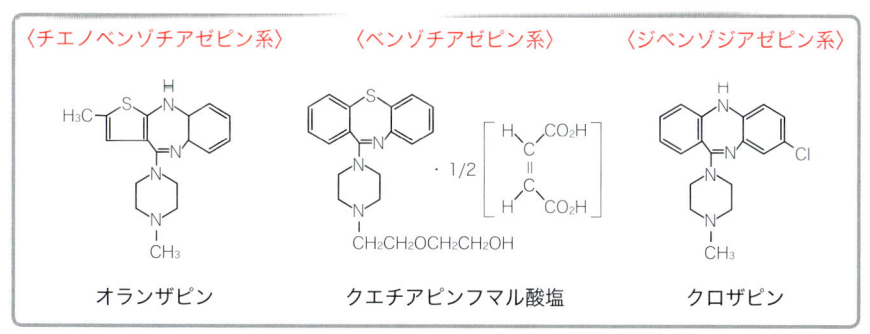

図1　多元受容体作用抗精神病薬（MARTA）の化学式

表1 多元受容体作用抗精神病薬（MARTA）の受容体作用

一般名	ドパミン					α_1	mACh	5-HT$_2$	H$_1$
	D$_2$	D$_3$	D$_4$	D$_1$	D$_5$				
オランザピン	++	++	++	+	+	++	++	+++	+++
クエチアピンフマル酸塩	++	++	+	±	−	+++	+	+++	++++
クロザピン	++	+	++	+	−	+++	++	++	+++

受容体遮断作用により機能させず，ドパミンが放出され続ける結果，EPSの発現が少なくなると考えられている．

また最近のPETによる研究では，クロザピンやクエチアピンフマル酸塩によるD$_2$受容体占有率は速やかに低下することも報告されており，これらの薬剤では，D$_2$受容体への結合力は強くなく，その遮断作用は持続しないため，EPSは出現せず，プロラクチンも上昇し続けないとの考えもある．

いずれの説にしても，定型型に比べるとD$_2$受容体遮断作用は強くない一方で副作用が少なく，使用しやすい薬剤群である．双極性障害の躁状態，うつ状態それぞれに対しての効果が臨床試験で検証されているが，適度な複数の受容体遮断と神経伝達が総合的に気分を安定させており，受容体選択性のないことがよい結果をもたらしたとも考えられている．

3 効 果

D$_2$受容体遮断作用が強くないといえ，臨床的には十分な抗精神病作用を示す．また陽性症状のみならず，意欲低下，引きこもりなどの陰性症状に対しても効果を示す．いずれの薬剤も臨床用量の幅も広く，調整しやすい．

なお，これらの薬物は鎮静作用や抗不安作用も持っており，鎮静作用はSDAより強い．クエチアピンフマル酸塩は5-HT$_{1A}$受容体への作用だけでなく，ベンゾジアゼピン骨格と類似の化学構造を持っていることから，作用を示すとも推測されている．

オランザピンでは双極性障害の躁状態への効果も認められている．クロザピンでは後述する副作用の問題があり，治療抵抗性の統合失調症のみを適応とし，その使用を制限している．

4 副作用などの注意点

　他の抗精神病薬と比べ，EPSの発現は少ないものの眠気は強い．オランザピンは1日1回投与のため夕食後や就寝前の服用とすることで対応可能であるが，クエチアピンフマル酸塩は1日2～3回の服用が原則のため，日中の眠気により服用の継続を困難とする場合もある．

　オランザピン，クエチアピンフマル酸塩では体重増加に伴って，高血糖，糖尿病性ケトアシドーシスや昏睡にまで至るケースが報告されている．他の抗精神病薬でも体重増加は認められるが，MARTAでは重篤化するため，糖尿病患者への投与は禁忌である．また投与中は血糖値測定を定期的に行うこと，口渇，多飲，多尿などの糖尿病の初期症状に十分注意することが警告されている．

　さらにクロザピンでは無顆粒球症などの重篤な血液障害が発現することから，製薬会社が運用しているクロザリル患者モニタリングサービス（Clozaril Patient Monitoring Service：CPMS）に登録された医師・薬剤師のいる登録医療機関・薬局においてのみ処方・調剤される．

5 各薬剤の特徴

● オランザピン

　非定型抗精神病薬の中では，もっともクロザピンに近いといわれている．

　強力な抗精神病薬で陽性症状・陰性症状のいずれにも効果を発揮する．認知障害やうつ症状への効果も期待されている．薬価が高いため，療養型慢性期病床の包括医療の中では，処方されにくいことが問題となる．

　適応外ではあるが，緩和薬物治療における医療用麻薬による嘔気・嘔吐の治療に用いられることがある．

● クエチアピンフマル酸塩

　ヒスタミンH_1，アドレナリンα_1受容体への親和性が強く，D_2，5-HT_{2A}受容体への親和性は1/10以下である．

　MARTAの中では副作用が少なく，EPSに対してはSDAよりも安全である．α_1受容体拮抗作用を持つため，起立性低血圧は発現しやすい．

　現在，1日1回投与を可能とした徐放性製剤が検討されている．さらに気分安定薬として双極性障害の躁状態やうつ状態への適応拡大も治験中である．

● クロザピン

日本では1980年代はじめに開発が試みられたが，重篤な血液障害・肝機能障害により中止された．その後1990年代の米国で，適切なモニタリング下で用いれば優れた抗精神病効果を示すという再評価を受けたことから，日本でも臨床試験が再スタートし承認に至った．

陰性症状への効果はどの抗精神病薬よりも優れているが，副作用予防のモニタリングは欠かせないため，登録された限られた医療機関で難治性という限られた統合失調症のみに使用が認められている．

9 部分作動薬

1 概要（分類）（図1）

非定型抗精神病薬の一種と分類されることもあるが，定型抗精神病薬を第一世代，SDA・MARTAを第二世代，そして部分作動薬を第三世代と分類する場合もある．この分類の薬剤は現在，アリピプラゾールのみである．

2 作用機序（図2）

従来の抗精神病薬がD_2受容体遮断作用を必ず有するのに対し，アリピプラゾールはドパミンD_2受容体を部分的に刺激する．したがって，ドパミン作動性神経伝達が過剰活動状態の場合にはD_2受容体に対し抑制的に作用し，ドパミン作動性神経伝達が低下している場合にはドパミンD_2受容体を賦活するように作用する．このように作用することでドパミン作動性神経の伝達の安定化を図っていることからドパミン・システムスタビライザー（dopamine system stabilizer：DSS）と呼ばれている．

さらに5-HT_{1A}受容体部分アゴニスト作用，5-HT_{2A}受容体遮断作用もあることから，気分障害に対する効果が認められている．

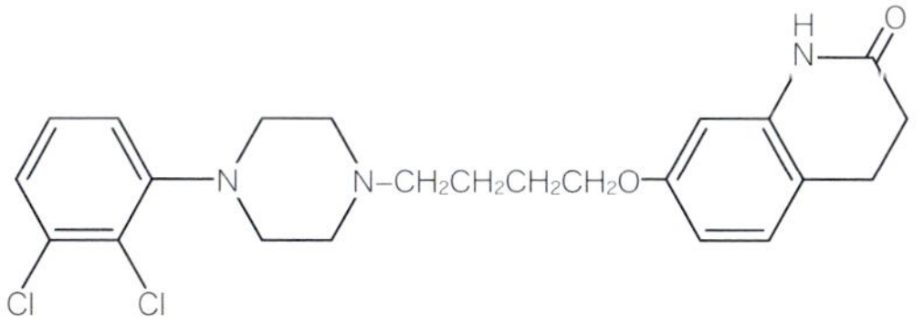

アリピプラゾール

図1 アリピプラゾールの化学式

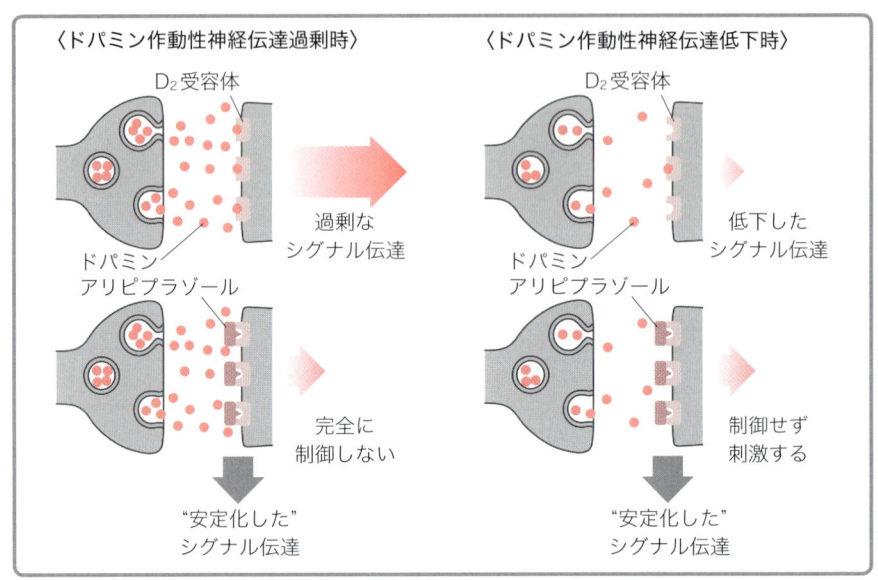

図2 アリピプラゾールの作用機序 （エビリファイ［大塚製薬］インタビューフォーム）

3 効 果

　幻覚，妄想などに対しては抗精神病作用を示し，感情的引きこもりや情動鈍麻などの陰性症状に対しては賦活効果を示す．いわゆる鎮静効果は強くはなく，明確な作用機序は示されていないが，DSSであることや5-HT受容体に対する作用から双極性障害の躁状態に対する効果も認められている．
　さらに各種モノアミンが枯渇しているうつ状態では，抗うつ薬により細胞間壁で5-HTやNAを増やし，アリピプラゾールでDA受容体を部分的に刺激することでうつ病の改善が認められ，米国では抗うつ薬の補助療法として効果を示すことが承認されている．

4 副作用などの注意点

　非定型抗精神病薬の中でも副作用は少ない．特にEPSやプロラクチンの上昇については，ドパミンの低下しているところでは受容体を刺激することから副作用発現は少なく，長期使用でも安全性は高い．
　ただし体重増加や高血糖が報告されている一方，低血糖も報告されているので，定期的に血糖値を測定するなどの注意が必要である．

また，すでに他の抗精神病薬にて治療中の状態からの切り替えの際に，興奮，敵意など精神症状が悪化する場合もあることが報告されている．切り替えに際しては，前治療薬の用量を徐々に減らす，バルプロ酸などの気分安定薬を併用するなどの対処が必要である（「症例11」の「Break Time」，p79参照）．

5　各薬剤の特徴

　鎮静作用は強くないため，患者の眠気や倦怠感なども少なく，日常生活へ影響も少ない．長期服薬への安全性も考慮され，国内でも海外でも第一選択薬となっている．
　錠剤，内用液の他，持効性注射製剤，週1回服用製剤など，さまざまな剤形が検討されている．

10 ベンゾジアゼピン系薬

1 概要（分類）（図1, 表1, 2）

　ベンゾジアゼピン（BZD）系薬は抗不安効果の強い抗不安薬と催眠・鎮静効果の強い睡眠導入薬に分類される．また化学構造式にBZD骨格を持つ薬剤，チエノジアゼピン骨格を持つ薬剤，さらにBZD骨格は持たないがBZD受容体を介して作用する薬剤に分類される．

2 作用機序（図2）

　抑制性神経伝達物質GABAの受容体にはGABA$_A$，GABA$_B$，GABA$_C$の3つのサブタイプが存在するが，中枢神経系の神経細胞にはGABA$_A$受容体が多く存在する．GABA$_A$受容体にGABAが結合すると，Cl^-イオンが流入して神経細胞は過分極し，興奮による脱分極は抑制される．BZD系薬やバルビツール酸系薬，アルコールはGABAの作用を増強するモジュレーターである．
　GABA$_A$受容体は膜4回通過型の複数のポリペプチドサブユニットでヘテロ五量体に構成される．現在，サブユニットには8種類19アイソフォーム（$\alpha_1 \sim \alpha_6$, $\beta_1 \sim \beta_3$, $\gamma_1 \sim \gamma_3$, $\rho_1 \sim \rho_3$, δ, ε, π, θ）の存在が明らかとなっている．BZD系薬は$\alpha_1 \sim \alpha_3$，α_5，およびγ_2を含むサブユニットに結合する．α_1は鎮静作用に，α_2が抗不安作用に，α_2，α_3は筋弛緩作用に関与すると考えられている．したがってBZD受容体の中でも，α_1を含み鎮静・催眠作用に影響するω_1受容体と鎮静には関与しないω_2受容体があり，このBZD受容体の選択性で薬剤の特徴が現れる．

3 効果（図3）

　BZD系薬は図3に示すように，低用量では抗不安，次に筋弛緩作用が発現し，用量増加に伴い催眠作用，さらに高用量になると健忘作用を示す．いずれ

10. ベンゾジアゼピン系薬

〈ベンゾジアゼピン系〉

フルラゼパム塩酸塩 (経過措置)	ハロキサゾラム	クアゼパム	エスタゾラム

ニトラゼパム	ニメタゼパム	フルニトラゼパム	トリアゾラム

リルマザホン塩酸塩水和物	ロルメタゼパム

〈チエノジアゼピン系〉

エチゾラム	ブロチゾラム

〈非ベンゾジアゼピン系〉

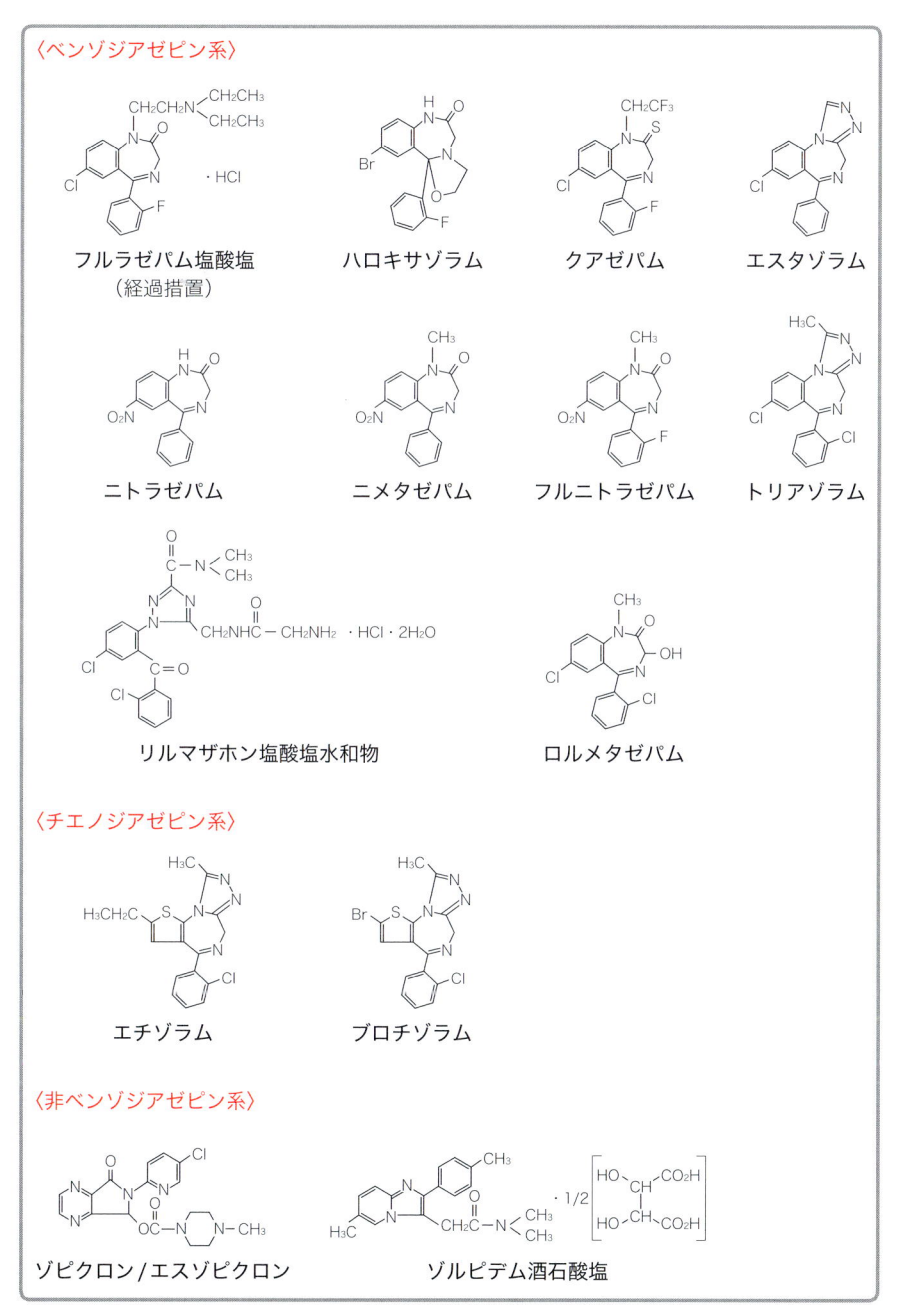

ゾピクロン／エスゾピクロン	ゾルピデム酒石酸塩

図1　ベンゾジアゼピン系睡眠薬の化学式

表1 ベンゾジアゼピン系抗不安薬の作用

一般名	主な商品名	作用の強弱	作用持続時間*
アルプラゾラム	コンスタン ソラナックス	強	中間
エチゾラム**	デパス	強	短時間
オキサゾラム	セレナール	弱	長時間
クロキサゾラム	セパゾン	強	長時間
クロチアゼパム**	リーゼ	弱	短時間
クロラゼプ酸ニカリウム	メンドン	弱	長時間
クロルジアゼポキシド	コントール バランス	弱	長時間
ジアゼパム	セルシン ホリゾン	中	長時間
フルジアゼパム	エリスパン	強	長時間
フルタゾラム	コレミナール	弱	短時間
フルトプラゼパム	レスタス	中	超長時間
ブロマゼパム	レキソタン	中	長時間
メキサゾラム	メレックス	強	長時間
メダゼパム	レスミット	弱	長時間
ロフラゼプ酸エチル	メイラックス	中	超長時間
ロラゼパム	ワイパックス	強	中間

＊：活性代謝物も含む血中濃度半減期より分類.
短時間：8時間以下，中間：8〜20時間，長時間：20〜100時間，超長時間100時間以上
＊＊：チエノジアゼピン系薬

の薬剤も作用はBZD受容体を介して発現することから，血中半減期の長短で組み合わせることはあっても，同じ作用持続時間の分類で2種類以上のBZD系薬を併用することは，副作用が強く現れることはあってもその効果の増強はあまり期待できない．

BZD系睡眠薬はいずれも入眠潜時を短縮させ，夜間の覚醒時間を減少させるが，睡眠ステージIIを増加させ，ステージIII，IVを抑制するため自然睡眠とは異なる．BZD系睡眠薬の中では，半減期の短い薬物ほどステージIII，IVとレム睡眠への影響は少なく，また用量の少ないほうがひずみは小さく，自然に近い睡眠が得られると考えられている．

またゾピクロンではω_1/ω_2のBZD受容体の選択性はないが，ステージIII＋IV（徐波睡眠）が増加し，熟眠作用もあるといわれている．ゾルピデムは

表2　ベンゾジアゼピン系睡眠薬の作用時間別分類

	一般名	主な商品名	睡眠作用時間の型*
ベンゾジアゼピン系	クアゼパム	ドラール	長時間
	フルラゼパム塩酸塩	ダルメート ベノジール	長時間
	ハロキサゾラム	ソメリン	長時間
	フルニトラゼパム	サイレース ロヒプノール	中間
	ニトラゼパム	ネルボン ベンザリン	中間
	エスタゾラム	ユーロジン	中間
	ニメタゼパム	エリミン	中間
	ロルメタゼパム	エバミール ロラメット	短時間
	リルマザホン塩酸塩水和物	リスミー	短時間
チエノジアゼピン系	エチゾラム	デパス	短時間
	ブロチゾラム	レンドルミン	短時間
ベンゾジアゼピン系	トリアゾラム	ハルシオン	超短時間
非ベンゾジアゼピン	ゾルピデム酒石酸塩	マイスリー	超短時間
	ゾピクロン	アモバン	超短時間
	エスゾピクロン	ルネスタ	超短時間

*：活性代謝物も含む血中濃度半減期より分類．
長時間：30時間以上，中間：10〜30時間，短時間：5〜10時間，超短時間：5時間以下

BZD ω_1 受容体の選択性が高いため，鎮静効果が強く，ステージⅢ，Ⅳは増加するものの，筋弛緩作用や運動失調への影響は少ない．

4 副作用などの注意点

　BZD系薬は図3に示したように用量依存的にさまざまな作用が出現するが，時にそれが副作用となる．例えば，眠気は効果の現れでもあるが，抗不安効果を期待している場合は減量し対処する．

　また重大な副作用のひとつに常用量依存がある．薬物依存には身体依存と精神依存があるが，BZD系薬は身体依存までは至らないため，用量を増やす必要はなく，依存を形成していることは気づかれない．薬剤の服用を中止した際，離脱症状を発現し依存が明らかになるといわれている．常用量依存のリスク因子としては，6ヵ月以上の服用，急激な断薬，短時間作用型薬物，過去の

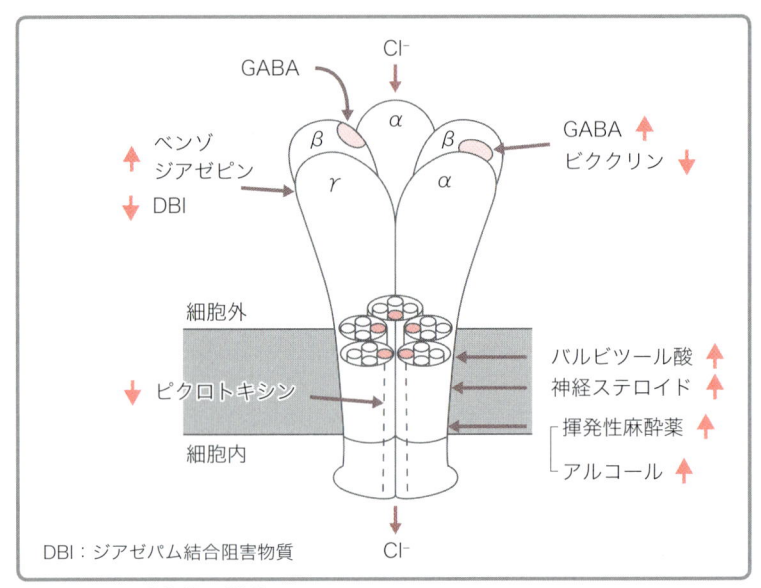

図2　GABA受容体の構造
(NEW薬理学, 改訂第6版, 田中千賀子ほか (編), 南江堂, 東京, p85, 2011)

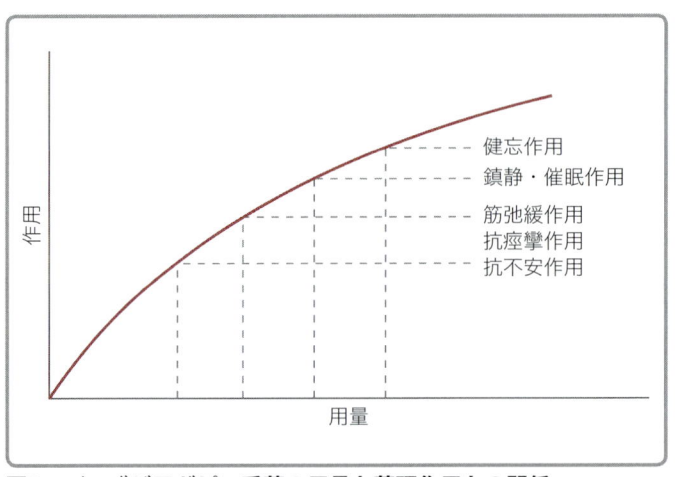

図3　ベンゾジアゼピン系薬の用量と薬理作用との関係
(村崎光邦：臨精薬理 4：3-27, 2001)

薬物依存歴があげられている．高用量を服用していても時間をかけて減量・中止すれば対応可能と考えられているので，眠気や健忘などが現れた際には徐々

表3　睡眠薬の代表的な副作用と対処方法

副作用	症状	対処方法
持ち越し効果	眠気，頭重感，ふらつき	・睡眠薬の減量あるいは作用時間の短い薬物への変更
記憶障害	前向性健忘*	・睡眠薬を最低必要限の用量とし，服薬後は速やかに就床する
筋弛緩作用	脱力感，転倒	・ω_1 選択性の高い睡眠薬に切り替え
常用量依存	自覚症状なし	・症状が改善しても医師の指示が出るまでは服薬を続ける
離脱・反跳現象	不眠，不安，気分不快，知覚過敏（音，光）	・減量はゆっくり慎重に
奇異反応	不安・緊張，焦燥感，興奮など	・睡眠薬の減量

*前向性健忘：服薬した後のできごとを忘れてしまうこと．

に減量する．離脱症状や反跳現象は，重篤な場合は再び不眠や不安症状となり，服用を中止できなくなる例もあるので，BZD系薬の減量・中止は焦らず慎重に対処する．また記憶障害（前向性健忘）もトリアゾラムなど一部のBZD系薬のみ問題視されたが，高用量ではBZD系薬に共通の副作用である．服薬以後数時間内に起きたことや自分の行動を覚えていないなどの症状を示し，高齢者では認知症と混同されやすい．そのリスク因子は①アルコール，抗コリン薬，β遮断薬などとの併用，②BZD系薬の受容体親和性が高い，③服薬から入眠までの時間，④加齢などがあげられる．

　BZD睡眠薬の頻度が高く，生活に影響を及ぼす副作用として，持ち越し効果（翌朝の眠気，頭重感など），筋弛緩作用（ふらつき，脱力感，転倒など）がある．注意すべき代表的な副作用と初期症状を**表3**に示した．さらに錯乱・不穏などの意識障害を呈するせん妄も出現しやすい副作用である．環境が変わることで入院患者，特に高齢者や脳に器質的な障害がある場合は出現率が高くなる．このようにBZD系薬は安全性の高い薬物ではあるが，高齢者への投与には注意が必要である．

　なお，重症筋無力症，急性狭隅角緑内障では禁忌である．

5　各薬剤の特徴

● 抗不安薬

・超長時間型

　半減期が100時間を超え，1日1回投与でも効果が持続する．

- **長時間型**

  半減期が24時間を超えるものも多く，そのため効果もマイルドである．全般性不安障害など，対象がはっきりしない時には用いやすい．
- **中間型**

  強力な抗不安作用を持ちながら，半減期10～15時間前後で調整しやすいことから，気分障害や不安障害で処方される頻度は高い．ロラゼパムはグルクロン酸抱合で代謝されるのみで，代謝物は存在しないため肝機能障害時にも使用しやすい．
- **短時間型（チエノジアゼピン系）**

  チエノジアゼパム骨格と抗不安効果に関連はなく，エチゾラムの抗不安作用は強いがクロチアゼパムは弱い．筋弛緩作用もエチゾラムは強く，クロチアゼパムは弱い．

● 睡眠薬

- **長時間型**

  半減期が24時間を超える．日中の残眠感の問題から最近の処方頻度は高くはない．クアゼパムは，BZD ω_1 受容体の選択性が高く，筋弛緩作用は弱いといわれている．
- **中間型**

  ニトラゼパムは睡眠薬の基準薬であった．フルニトラゼパムは『麻薬及び向精神薬取締法』で第2種に分類されており，米国への持ち込みは禁止である．
- **短時間型**

  半減期8時間前後で使用しやすいことから，気分障害患者の睡眠障害には使用頻度が高い．ロルメタゼパムは代謝物を持たず，グルクロン酸抱合を受けるのみのため，肝機能障害者や多剤併用時に使用しやすい
- **超短時間型**

  作用発現が極めて速く，代謝も速いため，切れ味のよい睡眠薬として繁用されている．受容体結合性は強く作用は強力であるが，もうろう状態，前向性健忘を起こしやすい．
- **非BZD系**

  強力な睡眠作用があるが，筋弛緩作用は強くない．また睡眠構造も自然の睡眠に近い．ゾピクロン，エスゾピクロンは苦みが残る．ゾルピデム酒石酸塩は統合失調症・躁うつ病患者での使用が認められていない．

11 その他の睡眠薬（バルビツール酸系, ラメルテオン）

バルビツール酸系

1 概要（分類）(表1, 図1)

　使用経験の長かったバルビツール酸系睡眠薬は，BZD睡眠薬の登場により現在では麻酔導入時や精神科を除けば処方されることはほとんどなくなっている．活性代謝物が存在するため，明確な作用持続時間は定まっていない薬物もあるが，BZD系薬と同様に長時間型，短時間型に分類される．

2 作用機序

　BZD系薬と同様にGABAの作用を増強する．BZD薬物が受容体に結合することで，GABA-Cl$^-$チャンネル複合体の開口頻度を増やすのに対して，バルビツール酸系睡眠薬は開口時間を延長する．バルビツール酸系睡眠薬の結合に

表1　その他の睡眠薬の特徴

	一般名	主な商品名	睡眠時間の型	半減期：時間
バルビツール酸系睡眠薬	バルビタール	バルビタール	長時間	—
	アモバルビタール	イソミタール	中間	21
	フェノバルビタール	フェノバール	長時間	50〜140
	ペントバルビタールカルシウム	ラボナ	中間	15〜48
	チオペンタールナトリウム	ラボナール	超短時間	α相：2.8分, β相：48.7分, γ相：5.7分
その他	ラメルテオン	ロゼレム	—	1〜2

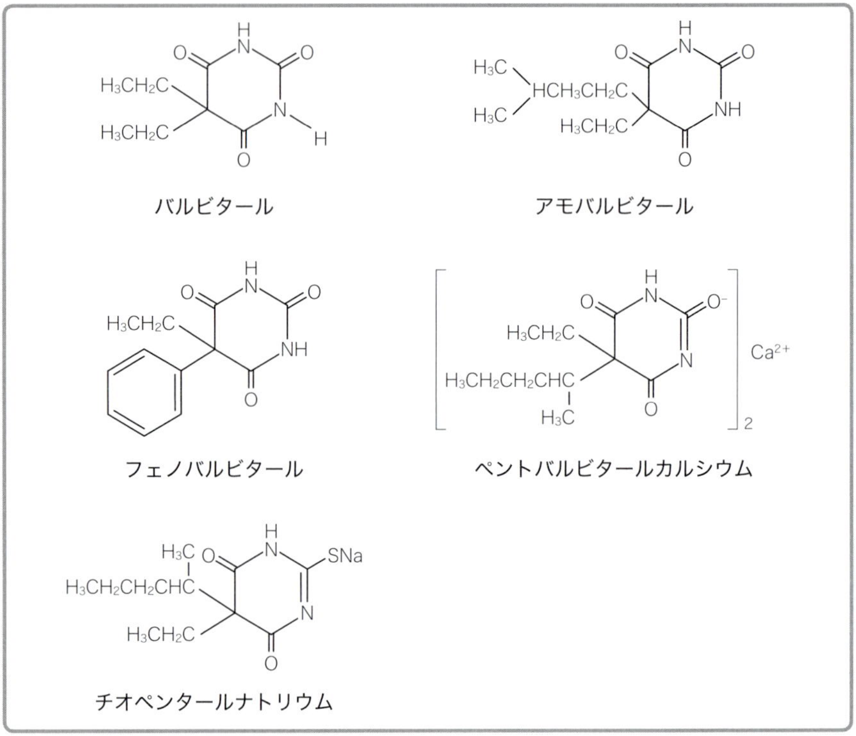

図1 バルビツール酸系睡眠薬の化学式

はGABA$_A$受容体にβサブユニットが必須とされ，β$_2$サブユニットが鎮静作用に，β$_3$サブユニットが麻酔作用に関与すると考えられている．

3 効 果

鎮静・抗不安や催眠作用だけでなく，抗痙攣作用，麻酔作用なども持つ．

それぞれの効果は用量依存的に現れる．鎮静効果は麻酔量の1/4量で，催眠効果は麻酔量の1/3で発現する．睡眠が深くなるとREM睡眠も抑制される．麻酔量は致死量の1/2程度必要とするため，安全性を鑑み，臨床的には麻酔薬ではなく麻酔導入薬としての使用に留まっている．

抗てんかん薬としては，血中濃度を測定して安全面に注意しながら使用する．

4 副作用などの注意点

頻度の高い副作用としては，めまい，脱力感，翌日の残眠感などがあげられる．注意すべき副作用としては，皮疹（皮膚粘膜眼症候群［Stevens-Johnson症候群］，中毒性表皮壊死症［Lyell症候群］まで移行することがある），呼吸抑制（呼吸麻痺により死に至ることがある）があげられる．また連用により依存が形成される．バルビツール酸系睡眠薬の依存は精神依存だけでなく身体依存にも及ぶため，昼夜を問わず服薬を希望するようになる．その結果，耐性を生じて徐々に投与量を増やすことになる点は，BZD睡眠薬と大きく異なるところである．逆に急な服薬中断は退薬症状を示し，不安，不眠，せん妄，痙攣発作などが発現する．

またバルビツール酸系薬は薬物代謝酵素を誘導するため，併用薬剤の効果を減弱させることに注意が必要である．

5 各薬剤の特徴

● アモバルビタール

作用の持続が短時間で取り扱いやすいことから，睡眠薬として精神科病棟ではいまでも使用されている．

● フェノバルビタール

長時間作用し，過量服薬になりやすいため，現在，睡眠薬として使用されることは少ない．抗てんかん薬としてはいまでも使用されている．

● ペントバルビタールカルシウム

血中濃度半減期は15～48時間であるが，臨床効果の持続は3～4時間と短く，麻酔導入に用いられる．

● チオペンタールナトリウム

麻酔導入に用いられる注射剤．作用持続は超短時間のため，精神科領域での診断時の患者インタビューに使用されることもある．

ラメルテオン

1 概要（分類）（図2）

メラトニンは脳内の松果体から分泌されるホルモンで，睡眠の概日リズムを調整するとされている．米国ではサプリメントとして発売されているが，日本国内では販売を認められていない．

ラメルテオンはメラトニン受容体アゴニストで，いままでの睡眠導入薬とはまったく異なる作用機序で睡眠をもたらす．

2 作用機序

メラトニンによる催眠作用は覚醒中枢を抑制するのではなく，視交叉上核を介して間接的に睡眠中枢を賦活し，覚醒-睡眠の優位性を変えることで，睡眠をもたらすとされている．ラメルテオンはメラトニンMT1およびMT2受容体に対し高い親和性を有し，入眠を補助し，総睡眠時間も若干延長する．睡眠構造では，ステージⅡには影響を示さず，ステージⅢ，Ⅳをやや減少させるが，その割合は少なく，他の睡眠薬に比べ，自然に近い睡眠と言われている．

3 効 果

「不眠症における入眠困難の改善」のみが認められている．従来の睡眠薬よりも効果は穏やかで，入眠までの時間の短縮は少なく，中途覚醒や早朝覚醒では効果が認められていない．服薬により眠らせることよりも，生活リズムを整

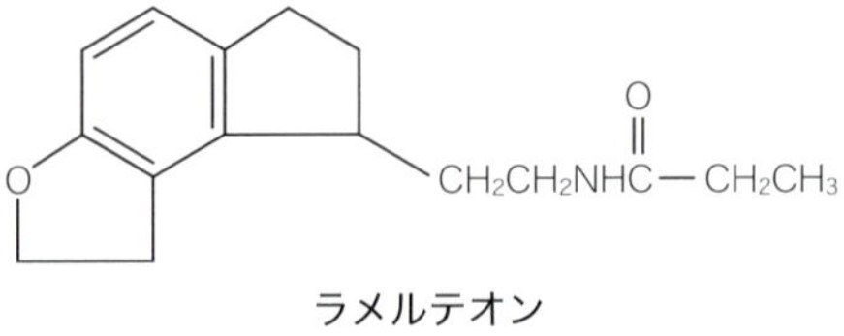

図2 ラメルテオンの化学式

えることに効果を発揮する．通常，朝に日差しを浴びると体内は覚醒系が優位となり，夕方に向かってメラトニンが分泌し，睡眠系が優位となる．明け方には再びメラトニン分泌が止まり，朝日とともに覚醒系へと変動するという睡眠概日リズムをラメルテオンはメラトニン受容体を刺激することで，より鮮明なものとしている．

BZD睡眠薬の服用経験のある患者やうつ病や統合失調症などの精神疾患患者に対しては，有効性が確立していないので，使用時には考慮する．また2週間服薬しても効果が認められない時には漫然と続けず，継続を検討する．メラトニンには，免疫力を高める，体内の活性酸素を減少させるなどの生理活性もあるといわれているが，科学的に実証されたものではない．

4 副作用などの注意点

安全性は極めて高く，傾眠，めまい，頭痛が認められている程度で，呼吸抑制や依存などの心配はない．睡眠薬中止後の入眠潜時の延長は離脱症状となるが，ラメルテオンではその傾向は小さいかほとんど認められない．

薬物代謝酵素CYP1A2阻害薬であるフルボキサミンとの併用は，本剤の効果が強く現れるため，禁忌である．その他CYP2C9，3A4の影響も受けやすい．

12 気分安定薬

1 概要（分類）（図1）

　従来，抗躁薬と呼ばれていた炭酸リチウム（Li_2CO_3）をはじめ，バルプロ酸（VPA），カルバマゼピン（CBZ）は気分安定薬と分類されている．2011年には抗てんかん薬のラモトリギン（LTG）も「双極性障害における気分エピソードの再発・再燃抑制」に対する効果が認められた．

　また非定型抗精神病薬では，オランザピンとアリピプラゾールの2剤が「双極性障害の躁状態」に対して，適応を取得しており，その他の非定型抗精神病薬でも双極性障害の躁状態やうつ状態に対する治験が実施されている．

　非定型抗精神病薬の薬理については前述の「7. セロトニン・ドパミン遮断薬（SDA）」（p148）や「8. 多元受容体作用抗精神病薬（MARTA）」（p153）などの項目に譲り，ここでは炭酸リチウム，VPA，CBZ，LTGについて記載する．なお，日本うつ病学会が2011年3月に発表した双極性障害治療のガイドラインの中で，躁病エピソード，うつ病エピソード，維持療法のいずれでももっとも推奨される薬物療法はリチウムによる治療である．つづいて躁病エピソードでは，VPA，CBZによる治療が非定型抗精神病薬とともに採り上げられている．また，双極性障害のうつ病エピソードには抗うつ薬の単独治療は推奨されていない．

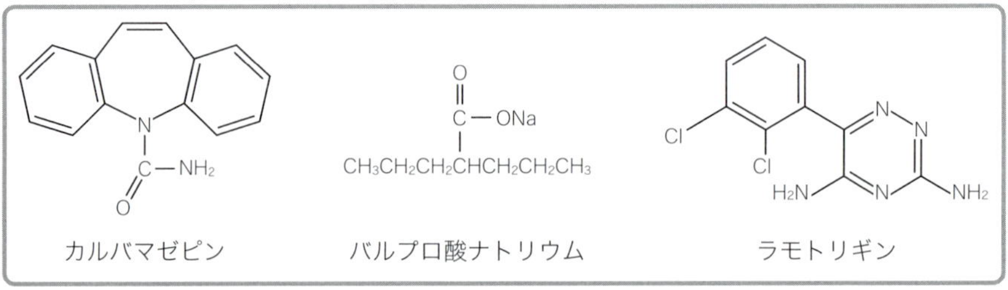

図1　気分安定薬の化学式

2 作用機序

リチウムの作用機序は明確とはなっていないが，①Na^+イオンと置換することで，イオンチャンネルやNa^+ポンプなどに影響し，神経の興奮を抑制，②NA，5-HT，DAの遊離抑制，再取り込みの促進，③イノシトール-一リン酸分解酵素を阻害し，細胞内遊離イノシトールが減少，④イノシトールの取り込み阻害など，複数の作用が重なり合っていると考えられている．

VPA，CBZは抗てんかん薬であり，VPAはGABAトランスアミナーゼ阻害作用を持ち，抑制性シナプスでのGABA量を増加させ，異常興奮を抑制する．またグルタミン酸の放出を促進したり，イノシトールの取り込みを阻害したりすることも気分安定薬としての効果に関与していると考えられている．CBZの気分安定薬としての作用機序も明らかとはなっていないが，長期投与によりGABA量の増加によるGABA神経の亢進が関与している．

またリチウム，VPA，CBZともに5-HTの機能を亢進すると考えられている．

LTGの作用はNa^+チャネルを電位依存的に抑制し，グルタミン酸などの興奮性神経伝達物質の遊離抑制や神経膜を安定の化によると考えられている．

3 効 果

リチウムの抗躁効果はガイドラインにも示されているように，確実で第一選択薬である．EBMも多い．鎮静作用は弱いので，躁状態の興奮が強い場合は抗精神病薬との併用が推奨されている．

VPA，CBZ，LTGも躁状態に対してのみ適応が認められているが，双極性障害の場合では躁状態はもちろんのこと，うつ状態でも維持療法の際には抗うつ薬ではなくVPAの使用が推奨されている．

4 副作用などの注意点

リチウムの発現頻度の高い副作用は悪心，細かな手のふるえ，口渇などがあげられる．これらの副作用は投与初期に現れることが多く，継続で消失することが多い．継続服用で胃腸障害，不整脈などが発現した場合は減量，中止が望ましい．また，もっとも注意しなければならない副作用は，リチウム中毒である．表1に血中濃度と中毒症状を示した．血中濃度を測定しながら投与量を決定していくことが大切である．

表1　炭酸リチウムの血中濃度と中毒症状

血中リチウム濃度	中毒症状
0.4〜1.2mEq/L	有効血中濃度
1.5mEq/L 以上	嘔吐，下痢，食欲不振など
2.5mEq/L 以上	意識障害，せん妄，無尿など
3.5mEq/L 以上	致死

　VPAの副作用では眠気，ふらつきの頻度が高い．長期投与時は体重増加，振戦，抜毛などが特殊な副作用である．また薬物代謝酵素CYPを誘導するため，併用薬剤の代謝が速まり，効果が減弱する．

　CBZの副作用でも眠気，ふらつきの頻度が高いが，皮疹の発現頻度が高く，特異的である．投与初期に現れやすく，中毒性表皮壊死融解症（toxic epidermal necrolysis：TEN），皮膚粘膜眼症候群（Stevens-Johnson症候群：SJS）にまで進行する場合があるので，発現した場合は投与を中止する．

　LTGのもっとも注意しなければならない副作用は皮疹とその進行したSJSおよびTENである．そのリスクはCBZよりも高いといわれている．服薬開始から2ヵ月以内に発現している症例が多いことから初期投与量が多い，VPAを併用しているなどの場合には注意する．

5　各薬剤の特徴

● 炭酸リチウム

　爽快気分を中心とした定型的躁病エピソードには効果的だが，混合状態・不快気分を伴う場合には効果を期待しにくい．双極性障害の家族歴を持つ患者や"躁-うつ-寛解期"の順に病相が現れる患者には薬物反応性はよい．

● CBZ

　躁・うつ状態の混合状態・不機嫌な気分を伴う場合に効果的であるが，皮疹の頻度が高いため最近は敬遠されがちである．

● VPA

　うつ症状が目立つ症例に鎮静，抗不安の目的も含め，よく処方される．効果発現が速いため，複数回のエピソードを持つ症例の急性期やラピッドサイクラーに適しているといわれている．

LTG

　代謝はグルクロン酸抱合のみであるが，VPAとの併用では代謝阻害による血中濃度上昇が，CBZやPBでは酵素誘導による血中濃度の低下が報告されていることから，薬物相互作用に注意する．

　いまのところ他の薬剤に比べ，催奇形性に対するリスクは少ないと考えられている．

13 認知症治療薬

1 概要（分類）（図1）

　日本ではアルツハイマー型認知症の中核症状である認知機能障害の治療薬は，長きにわたり，ドネペジル製剤のみであったが，2011年新たに3成分が承認された．作用機序からアセチルコリンエステラーゼ（AChE）阻害薬と*N*-メチル-D-アスパラギン酸（NMDA）受容体拮抗薬の2種類に分類されている．錠剤だけでなく，口腔内崩壊錠，ゼリー，内用液，経皮吸収製剤など剤形も多彩であり，患者の状態に合わせて選択できるようになった．

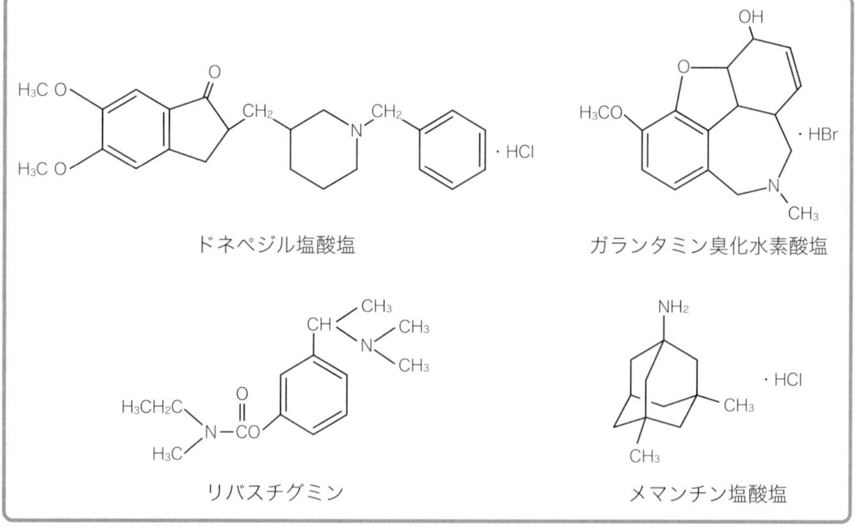

図1　認知症治療薬の化学式

2 作用機序

　アルツハイマー型認知症では，脳内コリン作動性神経系の顕著な障害が認められている．AChE阻害薬は，アセチルコリン（ACh）を分解する酵素であるAChEを可逆的に阻害することにより脳内ACh量を増加させ，脳内コリン作動性神経系を賦活する．リバスチグミンはAChEの阻害に加えて，ブチリルコリンエステラーゼも阻害してAChを増加させる．

　またアルツハイマー型認知症には，興奮性アミノ酸であるグルタミン酸神経系の機能異常が関与していると考えられている．これはグルタミン酸受容体のサブタイプで，電位依存型チャネルでもあるNMDA受容体が過剰に活性化していることが原因と考えられ，メマンチンはMg^{2+}と同様にNMDA受容体のスイッチとして機能し，受容体拮抗作用を示すことでその異常を抑制する．またCa^{2+}イオンの流入も抑制することで，神経細胞障害も抑制する．

3 効　果（表1）

　ドネペジルは軽度～高度まですべてのアルツハイマー型認知症患者に対して症状の進行を抑制する．ただし，後発医薬品は軽症および中等度までのみの承認となっている．

　ガランタミン，リバスチグミンは軽症および中等度のアルツハイマー型認知症患者に対して症状の進行抑制が認められている．またAChE阻害薬同士の併用は認められていない．

　メマンチンは中等度～高度アルツハイマー型認知症患者に対する症状の進行の抑制が認められている．臨床試験では24週間でのプラセボより認知機能の改善したことが報告されているが，日常生活動作の面ではプラセボとの差は認められるような改善は示されなかった．

　各薬剤とも維持量までの増量スケジュールが定められているので，表1に示した．

4 副作用などの注意点

　AChE阻害薬の頻度の高い副作用は，下痢，嘔気・嘔吐などの消化器症状である．興奮や不穏，易怒性が亢進する場合もあるので，増量時などには注意する．また循環器系の既往のある患者では不整脈の発現に注意する．

　貼付剤では適応部位の紅斑，搔痒感などの発現率が高い．高齢者では皮膚の

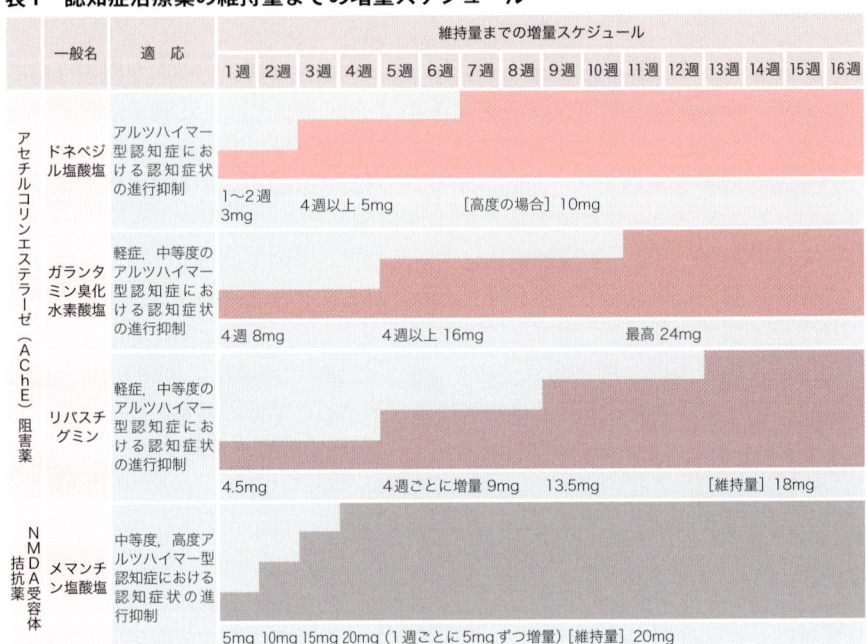

表1 認知症治療薬の維持量までの増量スケジュール

分類	一般名	適応	維持量までの増量スケジュール
アセチルコリンエステラーゼ（AChE）阻害薬	ドネペジル塩酸塩	アルツハイマー型認知症における認知症状の進行抑制	1〜2週 3mg／4週以上 5mg／[高度の場合] 10mg
	ガランタミン臭化水素酸塩	軽症，中等度のアルツハイマー型認知症における認知症状の進行抑制	4週 8mg／4週以上 16mg／最高 24mg
	リバスチグミン	軽症，中等度のアルツハイマー型認知症における認知症状の進行抑制	4.5mg／4週ごとに増量 9mg／13.5mg／[維持量] 18mg
NMDA受容体拮抗薬	メマンチン塩酸塩	中等度，高度アルツハイマー型認知症における認知症状の進行抑制	5mg 10mg 15mg 20mg（1週ごとに5mgずつ増量）[維持量] 20mg

過敏反応も出現しやすいので，適応部位を毎日変えるなどの注意をする．

　メマンチンは副作用の少ない薬剤ではあるが，めまい，倦怠感，頭重感などが発現する．まれに幻覚・錯乱，激越などの出現の報告もあり，発現した場合は減量・中止を考慮する．

5 各薬剤の特徴

● ドネペジル塩酸塩

　もっとも使用経験の豊富なAChE阻害薬．後発医薬品の発売されている唯一のアルツハイマー型認知症治療薬である．ドネペジル本体は苦みの強い薬物であることから錠剤を粉砕することは避け，嚥下を補助するためには，D錠やゼリーなど多種多様な剤形から選択すべきである．後発医薬品で苦みの強いものもあるので，患者のコンプライアンスに影響しない薬剤選択も重要である．

● ガランタミン臭化水素酸塩

　半減期が短く，1日2回の服用が原則であるため，調整はしやすい．

リバスチグミン
　唯一の貼付剤である．症状の進行に伴い嚥下困難となった時や，誤嚥性肺炎の予防時などには利便性が高い．

メマンチン塩酸塩
　作用機序が他の3剤とは異なり，鎮静的に作用するので，興奮・錯乱などの周辺症状が発現している時にも処方しやすい．維持量までの増量ステップが速い．
　AChE製剤との併用は可能であるが，副作用発現には十分注意する．

付録 薬剤一覧

薬を使用にあたっては最新の添付文書などの医療品情報もあわせてご参照くださいますよう願います．

- 各薬剤の基本情報は「1　各薬剤一覧」にまとめ，特に「重大な副作用」「禁忌」については別表として「2　各薬剤の禁忌，重大な副作用」（p202～）にまとめた．
- 「重大な副作用」には含まれない，高頻度または重要な副作用は「その他の副作用」として「1　各薬剤一覧」に盛り込んだ．

1 各薬剤一覧

- 表1-1　抗うつ薬の薬剤一覧‥‥‥‥182
- 表1-2　抗精神病薬の薬剤一覧‥‥‥186
- 表1-3　抗不安薬の薬剤一覧‥‥‥‥190
- 表1-4　睡眠薬の薬剤一覧‥‥‥‥‥194
- 表1-5　気分安定薬の薬剤一覧‥‥‥198
- 表1-6　認知症治療薬の薬剤一覧‥‥200

（「今日の治療薬：解説と便覧 2012」[南江堂] より一部抜粋）

2 各薬剤の禁忌，重大な副作用

- 表2-1-1　抗うつ薬の禁忌‥‥‥‥‥‥202
- 表2-1-2　抗うつ薬の重大な副作用‥‥204
- 表2-2-1　抗精神病薬の禁忌‥‥‥‥‥206
- 表2-2-2　抗精神病薬の重大な副作用‥‥‥‥‥‥‥‥‥‥‥‥‥‥‥‥208
- 表2-3　抗不安薬の禁忌，重大な副作用‥‥‥‥‥‥‥‥‥‥‥‥‥‥‥‥210
- 表2-4-1　睡眠薬の禁忌‥‥‥‥‥‥‥212
- 表2-4-2　睡眠薬の重大な副作用‥‥‥214
- 表2-5-1　気分安定薬の禁忌‥‥‥‥‥216
- 表2-5-2　気分安定薬の重大な副作用‥‥‥‥‥‥‥‥‥‥‥‥‥‥‥‥216
- 表2-6-1　認知症治療薬の禁忌‥‥‥‥218
- 表2-6-2　認知症治療薬の重大な副作用‥‥‥‥‥‥‥‥‥‥‥‥‥‥‥‥218

一覧中の略・記号について

- 警…警告
- 注…使用上の注意
- 患…患者への説明点
- 相…相互作用
- その他の副…その他の副作用
- 半減期…血中濃度半減期
- 代謝酵素…薬物代謝酵素と関連情報
- 蛋白結合率…薬物の血漿蛋白結合率

相（相互作用）内の略・記号について

- 併禁…併用禁忌
- 併注…併用注意
- ⇧：本剤の作用増強
- ⬇：併用薬の作用増強
- ⇩：本剤の作用減弱
- ⬆：併用薬の作用減弱

1 各薬剤一覧

表1-1 抗うつ薬の薬剤一覧

一般名	商品名（会社名）	組成・剤形・容量	用量	適応症
三環系抗うつ薬				
イミプラミン塩酸塩	トフラニール（アルフレッサ）	錠：10mg, 25mg	❶25～75mg/日より開始し，200mg/日まで漸増，分割投与，300mg/日まで増量可．❷ 幼児 1日1回25mg，学童 25～50mg/日，1～2回に分服	❶精神科領域におけるうつ病・うつ状態，❷遺尿症
	後発：イミドール			
イミプラマレ イン酸塩	スルモンチール（塩野義）	散：10%, 錠：10mg, 25mg	50～100mg/日で開始し，200mg/日まで漸増，分服，300mg/日まで増量可	精神科領域におけるうつ病・うつ状態
クロミプラミン塩酸塩	アナフラニール（アルフレッサ）	錠：10mg, 25mg 点滴静注液：25mg 2mL	[内服]❶50～100mg/日，1～3回分服，225mg/日まで増量可，❷ 幼児 10～25mg/日，学童 20～50mg/日，1～2回分服 [静注]❶1日1回25mg，点滴静注，その後漸増し，1回75mgまで増量可	❶精神科領域におけるうつ病・うつ状態，❷[錠のみ]遺尿症
アミトリプチリン塩酸塩	トリプタノール（日医工）	錠：10mg, 25mg	❶30～75mg/日から開始し，150mg/日まで漸増，分服，まれに300mg/日まで増量，❷1日1回10～30mg，就寝前	❶精神科領域におけるうつ状態・うつ病，❷夜尿症
	後発：アミプリン，ノーマルン			
ノルトリプチリン塩酸塩	ノリトレン（大日本住友）	錠：10mg, 25mg	1回10～25mg，1日3回または1日量2回分服．150mg/日まで増量可	精神科領域におけるうつ病・うつ状態
アモキサピン	アモキサン（ファイザー）	細粒：10% カプセル：10mg, 25mg, 50mg	25～75mg/日，1～数回分服．効果不十分の場合は150mg/日，300mg/日まで増量可	うつ病・うつ状態
ロフェプラミン塩酸塩	アンプリット（第一三共）	錠：10mg, 25mg	1回10～25mg，1日2～3回より開始．150mg/日まで漸増可	うつ病・うつ状態
ドスレピン塩酸塩	プロチアデン（科研）	錠：25mg	75～150mg/日，2～3回分服	うつ病・うつ状態
四環系抗うつ薬				
マプロチリン塩酸塩	ルジオミール（ノバルティス）	錠：10mg, 25mg	30～75mg/日，2～3回分服．1日1回では夕食後または就寝前	うつ病・うつ状態
	後発：クロンモリン，ノイオミール，マプロミール			
ミアンセリン塩酸塩	テトラミド（MSD）	錠：10mg, 30mg	30mg/日，分服より開始し，60mg/日まで増量可．1日1回夕食後または就寝前可	うつ病・うつ状態
セチプチリンマレイン酸塩	テシプール（持田）	錠：1mg	3mg/日，分服より開始し，6mg/日まで増量可	うつ病・うつ状態
	後発：ビソプール			

備考1	備考2
三環系抗うつ薬	
注 投与開始早期・投与量変更時の自殺念慮・企図に注意，1回分の処方日数最小限，不安・焦燥・敵意・攻撃性などの症状がみられた患者で自殺念慮・企図，他害行為あるため要観察，24歳以下はリスクとベネフィットを考慮（自殺企図・念慮リスク増加），50歳以上で骨折のリスク上昇 相 併禁 MAO阻害薬（セレギリン）投与中または投与中止後2週間以内 併注 ↑抗コリン作動薬，アトモキセチン，ゾニサミド，中枢神経抑制薬，全身麻酔薬，抗不安薬，飲酒，サリドマイド，フェノチアジン系薬／↑アドレナリン作動薬，フェニトイン，インスリン，グリベンクラミド，グリクラジド，ワルファリン／↑SSRI，抗不整脈薬，メチルフェニデート，シメチジン，黄体・卵胞ホルモン，シナカルセト，サキナビル，テルビナフィン，ホスアンプレナビル，↓ピロカルピン，セビメリン，グアネチジン／↓肝酵素誘導作用薬，ST合剤（抑うつ再発または悪化）／SNRI・リチウム製剤・三環系抗うつ薬（セロトニン症候群）／電気ショック療法（痙攣閾値低下）／QT延長を起こす薬剤（QT延長，心室性不整脈）／デスモプレシン（低Na血症） その他の副 パーキンソン症状など錐体外路障害，眠気，口渇，排尿困難，便秘，悪心・嘔吐，ふらつき，めまい，発汗など	半減期 連続経口投与時で9〜20時間／（活性代謝物）デシプラミン13〜61時間 代謝酵素 CYP2D6，CYP1A2，CYP3A4，CYP2C19 蛋白結合率 85%
注 相 イミプラミン参照 その他の副 発疹，瘙痒感，眠気，口渇，悪心・嘔吐，ふらつきなど	半減期 50mg内服で24時間 代謝酵素 CYP2D6 蛋白結合率 94.9±0.3%
相 注 イミプラミン参照（＋その他の副 意識障害）	半減期 （β相）1mg/kg内服で約21時間 代謝酵素 CYP2D6，CYP1A2，CYP3A4，CYP2C19 蛋白結合率 96%
注 イミプラミン参照 相 併禁 MAO阻害薬（セレギリン）投与中あるいは投与中止後2週間以内 併注 ↓コリン作動薬，降圧薬／↑アドレナリン作動薬，ワルファリン，血糖降下薬／↑中枢神経抑制薬／K製剤（消化管粘膜刺激増強）/トラマドール（痙攣）／↑SSRI，バルプロ酸Na，CYP3A4阻害薬，CYP2D6阻害薬，飲酒，抗コリン作動薬／↓CYP3A4誘導薬，ST合剤 その他の副 口渇，眠気，肝障害など	半減期 31±13時間（外国データ） 代謝酵素 CYP2D6，CYP3A4，CYP2C19，CYP1A2 蛋白結合率 94〜96%
注 イミプラミン参照 相 併禁 MAO阻害薬 併注 ↑抗コリン作動薬，中枢神経抑制薬，飲酒／↑キニジン／↑アドレナリン作動薬，ワルファリン，血糖降下薬／↓リファンピシン，ST合剤／↓降圧薬 その他の副 イミプラミン参照	半減期 （β相）1mg/kg内服で27時間 代謝酵素 CYP2D6，CYP2C19 蛋白結合率 94%
注 イミプラミン参照 相 併禁 ↑MAO阻害薬投与中・投与中止後2週間以内 併注 ↑中枢神経抑制薬，SSRI，シメチジン／↑抗コリン作動薬，飲酒／↓ST合剤／↑アドレナリン作動薬／↓降圧薬 その他の副 口渇，動悸，頻脈，血圧降下，めまい，眠気，不眠，便秘，発疹，食欲不振，悪心，発汗など	半減期 50mg内服で8時間，（活性代謝物）8-ヒドロキシアモキサピン30時間 代謝酵素 45.6〜60.9%，15.9〜42.9%（雄性ラットに5mg/kg投与後し，1時間後，8時間後の各値）
注 イミプラミン参照 相 併禁 ↑MAO阻害薬 併注 ↑抗コリン作動薬，中枢神経抑制薬，フェノチアジン系薬／↓降圧薬，ST合剤／↓全身麻酔薬，抗不安薬，飲酒，キニジン，メチルフェニデート，黄体・卵胞ホルモン，シメチジン／↓肝代謝酵素誘導薬／↑アドレナリン作動薬，フェニトイン その他の副 アモキサピン参照	半減期 50mg食後内服で（未変化体）2.7時間，（活性代謝物）3.4時間 蛋白結合率 99.3%
注 イミプラミン参照 相 併禁 ↑MAO阻害薬 併注 ↑飲酒，中枢神経抑制薬，抗コリン作動薬／↑アドレナリン作動薬，↓降圧薬／↓ST合剤，リファンピシン／↑シメチジン，キニジン，SSRI その他の副 アモキサピン参照	半減期 75mg内服で11時間 代謝酵素 CYP2D6 蛋白結合率 93.7〜94.4%
四環系抗うつ薬	
注 イミプラミン参照 相 併禁 ↑MAO阻害薬 併注 イミプラミン参照（ホスアンプレナビル，サキナビル，SNRI，黄体・卵胞ホルモン，グリクラジド，シナカルセト，セビメリン，リチウム，三環系抗うつ薬，デスモプレシン除く）＋β遮断薬，リスペリドン／痙攣閾値低下薬・ベンゾジアゼピン系薬（痙攣） その他の副 イミプラミン参照	半減期 25mg内服で46時間 代謝酵素 CYP2D6 蛋白結合率 88%
注 イミプラミン参照 相 併禁 ↑MAO阻害薬 併注 ↑飲酒，中枢神経抑制薬／↓CYP3A4誘導薬／↓降圧薬 その他の副 眠気，下肢不安症，鎮静，発疹，徐脈，頻脈，動悸，めまい・ふらつき，口渇，関節痛，脱力感，発汗，浮腫，鼻閉など	半減期 30mg内服で18時間 代謝酵素 CYP2D6，CYP1A2，CYP3A4 蛋白結合率 90%
相 ミアンセリン参照 注 イミプラミン参照	半減期 1mg内服で（α相）2時間，（β相）24時間

（次頁へつづく）

(抗うつ薬の薬剤一覧のつづき)

一般名	商品名	剤形	用法・用量	適応
			選択的セロトニン再取り込み阻害薬(SSRI)	
フルボキサミンマレイン酸塩	デプロメール (Meiji Seika)	錠：25mg, 50mg, 75mg	1回25mg, 1日2回より開始, 150mg/日まで増量可	うつ病・うつ状態, 強迫性障害, 社会不安障害.
	ルボックス (アボット)	錠：25mg, 50mg, 75mg		
	後発：フルボキサミンマレイン酸塩「TCK」「CH」「サワイ」「タカタ」「EMEC」「FFP」「JG」「YD」「トーワ」「興和テバ」「NP」			
パロキセチン塩酸塩水和物	パキシル (GSK)	錠：5mg, 10mg, 20mg	❶1日1回20～40mg, 夕食後. 1回10～20mgより開始し, 1週ごとに10mg/日漸増, 40mg/日まで増量可. ❷1日1回30mg, 夕食後. 1回10mgより開始し, 1週ごとに10mg/日漸増, 30mg/日まで増量可. ❸1日1回40mg, 夕食後. 1回20mgより開始し, 1週ごとに10mg/日漸増, 50mg/日まで増量可. ❹1日1回20mg, 夕食後. 1回10mgより開始し, 1週ごとに10mg/日漸増, 40mg/日まで増量可	❶うつ病・うつ状態, ❷パニック障害, ❸強迫性障害, ❹社会不安障害
	パキシルCR (GSK)	CR錠：12.5mg, 25mg	1日1回12.5～25m, 夕食後. 12.5mg/日より開始し, 1週間ごとに12.5mg/日ずつ漸増. 50mg/日まで増量可	うつ病・うつ状態
	後発：パロキセチン「トーワ」「AA」「DK」「DSEP」「EE」「F」「FFP」「JG」「KN」「KO」「KOG」「NP」「TCK」「TSU」「YD」			
塩酸セルトラリン	ジェイゾロフト (ファイザー)	錠：25mg, 50mg	1日1回25mgより開始し, 1日1回100mgまで漸増. 100mg/日を超えない	うつ病・うつ状態, パニック障害
エスシタロプラムシュウ酸塩	レクサプロ (持田)	錠：10mg	1日1回10mg, 夕食後1週間以上間隔をあけて増量. 20mg/日を超えない	うつ病・うつ状態
			セロトニン・ノルアドレナリン再取り込み阻害薬(SNRI)	
ミルナシプラン塩酸塩	トレドミン (旭化成)	錠：12.5mg, 15mg, 25mg, 50mg	25mg/日より開始し, 100mg/日まで漸増, 食後1日2～3回に分割. 高齢者 25mg/日より開始し, 60mg/日まで漸増, 食後1日2～3回に分割	うつ病・うつ状態
	後発：ミルナシプラン塩酸塩「AFP」「JG」「YTK」「マイラン」「日医工」「サワイ」「タイヨー」「トーワ」「アメル」「NP」「NT」			
デュロキセチン塩酸塩	サインバルタ (塩野義)	カプセル：20mg, 30mg	1日1回40mg, 朝食後. 20mg/日より開始し, 1週間以上間隔をあけて20mg/日ずつ漸増. 効果不十分の場合は60mg/日まで増量可	うつ病・うつ状態, 糖尿病性神経障害に伴う疼痛
			ノルアドレナリン作動性・特異的セロトニン作動性抗うつ薬(NaSSA)	
ミルタザピン	リフレックス (Meiji Seika)	錠：15mg	15mg/日より開始し, 1日1回15～30mg, 就寝前. 1週間以上間隔をあけて15mg/日ずつ漸増. 45mg/日を超えない	うつ病・うつ状態
	レメロン (MSD)	錠：15mg		
			その他の抗うつ薬	
トラゾドン塩酸塩	レスリン (MSD)	錠：25mg, 50mg	75～100mg, 200mg/日, 1～数回分服まで増量	うつ病・うつ状態
	デジレル (ファイザー)	錠：25mg, 50mg		
	後発：アンデプレ			

1. 各薬剤一覧

	選択的セロトニン再取り込み阻害薬(SSRI)	
注	イミプラミン参照＋消化器症状出現．社会不安障害の診断は，DSM-IVに基づき慎重に実施	半減期 25mg内服で8.9時間
相	併禁 ↑MAO阻害薬/↑チオリダジン，ピモジド，チザニジン，ラメルテオン 併注 ↑↑リチウム/L-トリプトファン含有製剤(セロトニン症候群)，セロトニン作動薬(セロトニン作用増強)/↑抗てんかん薬，三環系抗うつ薬，ベンゾジアゼピン系薬，オランザピン，クロザピン，ロピニロール，メキシレチン，プロプラノロール，テオフィリン(副作用増強)，シクロスポリン，ワルファリン，出血傾向増強薬剤，飲酒	代謝酵素 CYP2D6で代謝，CYP1A2, CYP3A4, CYP2D6, CYP2C19を阻害
その他の副	眠気，嘔気・悪心，口渇，便秘，めまい・ふらつき，頭痛，高プロラクチン血症など	蛋白結合 70〜76%

「アメル」「日医工」「杏林」「マイラン」

警	18歳未満の大うつ病性障害患者への投与は適応を慎重に検討	半減期 20mg内服で14時間
注	イミプラミン参照＋消化器症状出現．急激な減量や中断でのめまい・不安・焦燥，嘔気．5mg錠は減量・中止時のみに使用．社会不安障害の診断は，DSM-IVに基づき慎重に実施	
相	併禁 MAO阻害薬投与中または中止2週間以内，↑ピモジド 併注 ↑↑セロトニン作用薬/↑フェノチアジン系精神病薬，リスペリドン，三環系抗うつ薬，プロパフェノン，フレカイニド，チモロール，メトプロロール，アトモキセチン，ワルファリン，止血・血液凝固障害薬・出血症状報告のある薬剤(出血傾向増強)/↑キニジン，シメチジン，飲酒/↓フェニトイン，フェノバルビタール，カルバマゼピン，リファンピシン，ホスアンプレナビルとリトナビル併用時/↓ジゴキシン，タモキシフェン	代謝酵素 CYP2D6で代謝．CYP2D6を阻害
その他の副	倦怠，傾眠，めまい，頭痛，嘔気，口渇，便秘，肝検査値上昇，振戦，異常な夢，レストレスレッグス症候群，心悸亢進，体重増加，性機能異常，発汗など	蛋白結合 95%

「アメル」「オーハラ」「ケミファ」「サワイ」「サンド」「タカタ」「タナベ」「ファイザー」「マイラン」「科研」「日医工」「日新」「明治」

注	イミプラミン参照＋消化器症状出現	半減期 22〜24時間
相	併禁 MAO阻害薬投与中または中止後2週間以内，↑ピモジド 併注 ↑↑5-HT$_{1B/1D}$受容体作動薬，リチウム/L-トリプトファン含有製剤・SJW(セロトニン作用増強)/↑三環系抗うつ薬，ワルファリン，トルブタミド/↓シメチジン，飲酒/出血傾向増強薬(異常出血)/リネゾリド(セロトニン症候群)	代謝酵素 CYP2C19, CYP2C9, CYP2B6, CYP3A4
その他の副	睡眠障害，錯乱状態，傾眠，頭痛，浮動性めまい，動悸，悪心・嘔吐，口内乾燥，下痢・軟便，発疹，倦怠感，多汗，夜尿，斑状出血，皮下出血など	蛋白結合 98.5%

注	イミプラミン参照＋消化器症状出現．肝障害，高齢者，CYP2C19活性欠損者は，本剤の血中濃度が上昇しQT延長などの恐れがあるため上限は10mgが望ましい	半減期 10mg内服で[EM]28時間，[PM]51時間
相	併禁 MAO阻害薬投与中または投与中止後2週間以内(脳内セロトニン濃度上昇の恐れ)，↑ピモジド投与中 併注 ↑↑セロトニン作動薬(セロトニン作用増強)/↑三環系抗うつ薬，フェノチアジン系薬，リスペリドン，プロパフェノン系薬，抗不整脈薬，ワルファリン，出血傾向増強薬剤/シメチジン，オメプラゾール，ランソプラゾール，チクロピジン，飲酒	代謝酵素 CYP2C19, CYP2D6, CYP3A4
その他の副	倦怠感，無力感，発疹，頭痛，傾眠，浮動性めまい，あくび，不眠症，悪心，腹部不快感，下痢，口渇，動悸，RBC・Ht・Hb減少，肝機能異常，排尿障害，耳鳴など	蛋白結合 55.4%

	セロトニン・ノルアドレナリン再取り込み阻害薬(SNRI)	
注	イミプラミン参照＋頻脈や血圧上昇，尿閉に注意	半減期 (β相)50mg食後内服で8.2時間
相	併禁 ↑MAO阻害薬 併注 ↑↑飲酒，中枢神経抑制薬，5-HT$_{1B/1D}$受容体作動薬，アドレナリン，ノルアドレナリン/↓降圧薬/リチウム(セロトニン症候群)/ジゴキシン(起立性低血圧)	代謝酵素 CYP3A4
その他の副	口渇，悪心・嘔吐，便秘，腹痛，味覚・舌異常，起立性低血圧，頻脈，動悸，眠気，めまい，立ちくらみ，頭痛，振戦，視調節障害，躁転，焦燥感，知覚減退，不眠，筋緊張亢進，錐体外路障害，発疹，倦怠感，排尿困難，発汗，鼻閉，幻覚など	蛋白結合 36〜39%

注	イミプラミン参照＋心拍数増加，血圧上昇出現	半減期 (β相)40mg食後内服で10.6時間
患	カプセル内容物を砕いたり，すりつぶしたりしない	
相	併禁 ↑MAO阻害薬投与中または投与中止後2週間以内 併注 ↑中枢神経抑制薬，血漿蛋白との結合率の高い薬剤/↑フルボキサミン，シプロフロキサシン，エノキサシン，パロキセチン，キニジン/↑三環系抗うつ薬，フェノチアジン系薬，抗不整脈薬/↓降圧薬/ピモジド(QT延長，心室性不整脈)/飲酒(中枢神経抑制)/セロトニン作動薬・SJW(セロトニン症候群)/アドレナリン・ノルアドレナリン(血圧上昇)/出血傾向が増強する薬剤(出血傾向増強)	代謝酵素 CYP1A2, CYP2D6
その他の副	傾眠，傾眠，疲労，めまい，不眠，悪心，口渇，腹部痛，ALT・AST上昇など	蛋白結合 97〜99%(血清蛋白結合率)

	ノルアドレナリン作動性・特異的セロトニン作動性抗うつ薬(NaSSA)	
注	イミプラミン参照	半減期 15mg内服で32時間
相	併禁 MAO阻害薬投与中または投与中止後2週間以内 併注 ↑↑CYP3A4阻害薬，シメチジン/↑鎮静薬，飲酒/↓CYP3A4誘導薬/セロトニン作用薬・SJW(セロトニン症候群)/ワルファリン(プロトロンビン時間増加)	代謝酵素 CYP2D6, CYP1A2, CYP3A4
その他の副	体重増加，倦怠感，末梢性浮腫，傾眠，浮動性めまい，頭痛，振戦，不眠症，せん妄，口渇，上腹部痛，動悸，AST・ALT・γ-GTP上昇，頻尿，尿閉，排尿困難，CK上昇，過食など	蛋白結合 85%

	その他の抗うつ薬	
注	イミプラミン参照	半減期 食後内服で6〜7時間
相	併禁 ↑サキナビル 併注 ↑降圧薬，強心配糖体，フェニトイン/↑中枢神経抑制薬，MAO阻害薬，飲酒，CYP3A4阻害薬，リトナビル，インジナビル/フェノチアジン(血圧低下)/ワルファリン(プロトロンビン時間短縮)/タンドスピロン，パロキセチン，アミトリプチリン(セロトニン症候群)/↓カルバマゼピン	代謝酵素 CYP3A4, CYP2D6
		蛋白結合 89〜95%
		半減期 食後内服で6〜7時間
その他の副	低血圧，動悸，めまい，ふらつき，眠気，発疹，口渇，便秘，肝障害，倦怠感，ほてりなど	代謝酵素 CYP3A4, CYP2D6
		蛋白結合 95%

(2012.8. 現在)

表1-2 抗精神病薬の薬剤一覧

一般名	商品名（会社名）	組成・剤形・容量	用量	適応症
フェノチアジン系抗精神病薬				
クロルプロマジン塩酸塩	ウインタミン（塩野義）	細粒：10%（フェノールフタリン酸塩）錠：12.5mg, 25mg, 50mg, 100mg	[内服]30〜100mg/日，分服 精神科領域：50〜450mg/日，分服 [小児]1回0.5〜1mg/kg，1日3〜4回 [注射]1回10〜50mg筋注	統合失調症，躁病，神経症における不安・緊張・抑うつ，悪心・嘔吐，吃逆（しゃっくり），破傷風に伴う痙攣，麻酔前投薬，人工冬眠，催眠・鎮静・鎮痛薬の効力増強
	コントミン（田辺三菱）	糖衣錠：12.5mg, 25mg, 50mg, 100mg 筋注：10mg 2mL, 25mg 5mL, 50mg 5mL		
	後発：塩酸クロルプロマジン「コバヤシ」，クロルプロマジン塩酸塩「ツルハラ」			
レボメプロマジン	ヒルナミン（塩野義）	（マレイン酸塩）散：50%　細粒：10% 錠：5mg, 25mg, 50mg 筋注（塩酸塩）：25mg 1mL	[内服]25〜200mg/日，分服 [注射]1回25mg，筋注	統合失調症，躁病，うつ病における不安・緊張
	レボトミン（田辺三菱）	（マレイン酸塩）散：10%, 50%　顆粒：10% 錠：5mg, 25mg, 50mg 筋注（塩酸塩）：25mg 1mL		
	後発：ソフミン，レボホルテ			
ペルフェナジン	ピーゼットシー（田辺三菱）	散（フェンジゾ酸塩）：1% 糖衣錠（マレイン酸塩）：2mg, 4mg, 8mg 筋注（塩酸塩）：2mg 1mL　散：1%	[内服]6〜24mg/日 精神科領域：6〜48mg/日，分服 [注射]1回2〜5mg，筋注	統合失調症，術前・術後の悪心・嘔吐，メニエール症候群，賦活効果
	トリラホン（共和）	錠：2mg, 4mg, 8mg		
ブチロフェノン系抗精神病薬				
ハロペリドール	セレネース（大日本住友）	細粒：1% 錠：0.75mg, 1mg, 1.5mg, 3mg 内用液：0.2%（2mg/mL） 注：5mg 1mL	[内服]0.75〜2.25mg/日より開始し漸増，3〜6mg/日で維持 [注射]1回5mg，1日1〜2回，筋注・静注	統合失調症，躁病
	後発：ハロステンハロペリドール「CH」「ツルハラ」「トーワ」「マイラン」，リントン，レモナミン			
ブロムペリドール	インプロメン（ヤンセン）	細粒：1% 錠：1mg, 3mg, 6mg	3〜18mg/日，36mg/日まで増量可	統合失調症
	後発：プリンドリル，ルナブロン			
ベンザミド系抗精神病薬				
スルピリド	ドグマチール（アステラス）	細粒：10%, 50% 錠：50mg, 100mg, 200mg カプセル：50mg 筋注（アステラス）：50mg 2mL, 100mg 2mL	[内服]❶300〜600mg/日，分服，1,200mg/日まで増量可，❷150〜300mg/日，分服，600mg/日まで増量可，❸1回50mg，1日3回 [注射]❶1回100〜200mg，筋注，600mg/日まで増量可，❸1回50mg，1日2回筋注	❶統合失調症，❷うつ病・うつ状態，❸胃・十二指腸潰瘍（100mg錠，200mg錠は❶❷のみ，100mg注は❶のみ）
	アビリット（大日本住友）			
	ミラドール（バイエル）			
	後発：クールスパン，スルピリド「CH」「TYK」「アメル」「タイヨー」「トーワ」，ピリカプル，ベタマック，マーゲノール			
ネモナプリド	エミレース（アステラス）	錠：3mg, 10mg	9〜36mg/日，食後分服，60mg/日まで増量可	統合失調症
チアプリド塩酸塩	グラマリール（アステラス）	細粒：10% 錠：25mg, 50mg	❶1回25〜50mg，1日3回，6週間で効果がない場合は中止，❷初期：1日1回25mから開始，1日25mg〜50mg，1日3回	❶脳梗塞後遺症に伴う攻撃的行為，精神興奮，徘徊，せん妄の改善，❷特発性ジスキネジア，パーキンソニズムに伴うジスキネジア
	後発：クックール，グリノラート，チアプリム，チアラリード，チアリール，ノイリラーク，ポインリール			
セロトニン・ドパミン遮断薬（SDA）				
リスペリドン	リスパダールコンスタ（ヤンセン）	筋注用：25mg, 37.5mg, 50mg	1回25mgを2週間間隔，臀部筋注，1回量25mgより開始し，1回量50mgまで増量可	統合失調症
	リスパダール（ヤンセン）	細粒：1%　錠：1mg, 2mg, 3mg OD錠：0.5mg, 1mg, 2mg（口腔内崩壊錠） 内用液：1mg/mL（0.5mL/包，1mL/包，2mL/包，30mL/瓶，100mL/瓶）	1回1mg（1mL），1日2回より開始し漸増，1回1〜3mg，1日2回で維持，12mg/日まで増量可	
	後発：リスペリドン「CH」「MEEK」「NP」「アメル」「オーハラ」「サワイ」「サンド」「タイヨー」「タカタ」「トーワ」「日医工」			

備考1	備考2

フェノチアジン系抗精神病薬

備考1	備考2
注 嘔吐症状を不顕性化 相 併注 アドレナリン 併注 ↑↑中枢神経抑制薬, 飲酒, 降圧薬, アトロピン様作用薬, 有機リン殺虫剤接触, ドンペリドン, メトクロプラミド/↓↓レボドパ, ブロモクリプチン/リチウム(心電図変化) その他の副 過敏症, 光線過敏症, 白血球減少症, 顆粒球減少症, 血小板減少性紫斑病, 血圧降下, 頻脈, 錐体外路症状, 縮瞳, 錯乱, 不眠など	半減期 100mg内服で12〜31時間 代謝酵素 CYP2D6 蛋白結合率 90%以上
注 相 クロルプロマジン参照 その他の副 過敏症, 光線過敏症, 白血球・顆粒球減少症, 血小板減少性紫斑病, 血圧降下, 頻脈, 不整脈, 食欲亢進・不振, 悪心・嘔吐, 錐体外路症状, 眼障害, 錯乱, 不眠, めまい, 頭痛, 口渇, 鼻閉, 倦怠感, 発熱など	半減期 50mg内服で15〜30時間, 25mg筋注で21時間 代謝酵素 CYP2D6 蛋白結合率 90%以上(錠, 散, 細粒, 筋注)
注 嘔吐症状を不顕性化 相 併注 アドレナリン 併注 ↑↑中枢神経抑制薬, 降圧薬, アトロピン様作用薬, 飲酒, 有機リン殺虫剤接触, リチウム, ドンペリドン, メトクロプラミド/↑↑パロキセチン/↓↓ドパミン作動薬 その他の副 血圧降下, 頻脈, 白血球・顆粒球減少, 腸管麻痺, 肝障害, 錐体外路症状, 縮瞳, 皮膚の色素沈着, 過敏症, 不眠など	半減期 9.4±1.3時間 代謝酵素 CYP2D6

ブチロフェノン系抗精神病薬

備考1	備考2
注 嘔吐症状を不顕性化, [静注]バイタルサイン監視 相 併注 ↑↑中枢神経抑制薬, 飲酒, 抗コリン作用薬/↑リチウム(心電図変化など), タンドスピロン, CYP2D6阻害薬, CYP3A4阻害薬/↓カルバマゼピン, リファンピシン/↓ドパミン作動薬/抗ドパミン作動薬(内分泌機能異常, 錐体外路症状) その他の副 血圧降下, 頻脈, パーキンソン症候群, 眼の調節障害, 食欲不振, 便秘, 口渇, 女性化乳房, 不眠, 焦燥感, 神経過敏など	半減期 24.1±8.9時間 代謝酵素 CYP2D6, CYP3A4 蛋白結合率 92%
注 その他の副 ハロペリドール参照	半減期 3mg内服で20〜31時間 代謝酵素 CYP3A4 蛋白結合率 97%

ベンザミド系抗精神病薬

備考1	備考2
注 プロラクチン値上昇, 月経不順出現, 嘔吐症状を不顕性化 相 ↑ジギタリス(ジギタリス飽和時の悪心・嘔吐を不顕性化)/ベンザミド系薬, フェノチアジン系・ブチロフェノン系薬(内分泌機能異常, 錐体外路症状)/↑↑中枢神経抑制薬, 飲酒, QT延長を起こす薬剤/↓ドパミン作動薬 その他の副 心電図変化, パーキンソン症候群, ジスキネジア, アカシジア, 乳汁分泌, 月経異常, 睡眠障害, 脱力感, 倦怠感, 発疹, 浮腫など	半減期 10〜15時間 代謝酵素 3.6〜4.5%(限界濾過法)
注 ハロペリドール参照 相 ↑↑中枢神経抑制薬, 飲酒 その他の副 パーキンソン症候群, 不眠, 不安, 口渇, 発汗, 月経異常, 霧視, 血圧低下, 血圧上昇, 便秘, 嘔気, 嘔吐, 食欲不振, 発疹など	半減期 3mg内服で4.5時間 代謝酵素 CYP3A4 蛋白結合率 92.8〜94.6%
注 投与6週で効果が認められない場合は中止, 嘔吐症状を不顕性化 相 併注 ベンザミド系・フェノチアジン系・ブチロフェノン系薬(内分泌機能異常, 錐体外路症状)/↑↑QT延長を起こす薬剤, 中枢神経抑制薬, 飲酒/↓↑ドパミン作動薬 その他の副 不整脈, 血圧上昇, 錐体外路症状, 乳汁分泌, めまい, 口渇, 腹痛, 肝障害, 発疹	半減期 100mg内服で3.9時間 蛋白結合率 10%以下(平衡透析法)

セロトニン・ドパミン遮断薬(SDA)

備考1	備考2
注 [注射]経口リスペリドン製剤で忍容性確認, 初回投与後3週間は経口抗精神病薬を併用. 服 内用液は直接服用あるいは1回服用量を水, ジュースまたは汁物に混ぜて, コップ1杯分(約150mL)くらいに希釈して使用. 瓶入りはピペット添付 相 併禁 アドレナリン, [注射のみ]クロザピン 併注 ↑CYP2D6阻害薬/↓肝代謝酵素誘導作用薬/↑↑中枢神経抑制薬, 飲酒/↓ドパミン作動薬, 降圧薬 その他の副 不眠症, 不安, 激越, パーキンソン, 振戦, 傾眠, 構音障害, ふらつき, 頭痛, ジストニー, 眼脂, 便秘, 流涎過多, 悪心, 筋固縮, 注射部位疼痛, 月経異常, 易刺激性, 倦怠感, ALT・CK増加, 体重増加など	半減期 25mg単回筋注で131時間(3週間低濃度維持後, 4〜6週でC_{max}) 代謝酵素 1mg内服で(未変化体)3時間, (主活性代謝物)22時間

「マイラン」「クニヒロ」「ヨシトミ」

(次頁へつづく)

（抗精神病薬の薬剤一覧のつづき）

一般名	商品名（会社）	剤形	用法・用量	適応
塩酸ペロスピロン水和物	ルーラン（大日本住友）	錠：4mg, 8mg, 16mg	1回4mg, 1日3回より開始し漸増, 1回4〜16mg, 1日3回で維持. 48mg/日まで増量可	統合失調症
	後発：ペロスピロン塩酸塩「アメル」			
ブロナンセリン	ロナセン（大日本住友）	散：2%（20mg/g）錠：2mg, 4mg, 8mg	1回4mg, 1日2回より開始し漸増, 1回4〜8mg, 1日2回で維持. 24mg/日まで増量可	統合失調症
パリペリドン	インヴェガ（ヤンセン）	錠：3mg, 6mg, 9mg	1日1回6mg, 朝食後. 5日間以上あけて3mg/日ずつ増加. 12mg/日まで増量可	統合失調症

多元受容体作用抗精神病薬（MARTA）

一般名	商品名（会社）	剤形	用法・用量	適応
オランザピン	ジプレキサ（イーライリリー）	細粒：1% 錠：2.5mg, 5mg, 10mg	❶1日1回5〜10mg, 就寝前より開始. 10mg/日で維持. ❷1日1回10mg, 就寝前. ❸1日1回5mg, 就寝前より開始. 10mg/日で維持. 20mg/日まで増量可	❶統合失調症, ❷双極性障害における躁症状の改善, ❸双極性障害におけるうつ症状の改善
	ジプレキサザイディス（イーライリリー）	錠：5mg, 10mg（口腔内崩壊錠）		
クエチアピンフマル酸塩	セロクエル（アステラス）	細粒：50% 錠：25mg, 100mg, 200mg	1回25mg, 1日2〜3回より開始し漸増. 150〜600mg/日を2〜3回分服. 750mg/日まで増量可	統合失調症
クロザピン	クロザリル（ノバルティス）	錠：25mg, 100mg	初日：1日1回12.5mg, 2日目：1日1回25mg, 3日目以降：症状に応じて25mg/日ずつ増量, 原則3週間かけて200mg/日まで増量（1日量が50mgを超える場合は2〜3回分服）. 200〜400mg/日, 2〜3回分服で維持. ただし1回の増量は4日以上の間隔をあけ, 増量幅は100mg/日を超えない. 600mg/日まで増量可	治療抵抗性統合失調症

ドパミン受容体部分作動薬

一般名	商品名（会社）	剤形	用法・用量	適応
アリピプラゾール	エビリファイ（大塚）	散：1% 錠：3mg, 6mg, 12mg OD錠：3mg, 6mg, 12mg, 24mg 内用液：0.1%	❶6〜12mg/日（6〜12mL/日）, 1〜2回分服より開始し, 6〜24mg/日（6〜24mL/日）で維持. 30mg/日（30mL/日）まで増量可, ❷24mg/日（24mL/日）より開始し, 12〜24mg/日（12〜24mL/日）で維持. 30mg/日（30mL/日）まで増量可	❶統合失調症, ❷双極性障害における躁症状の改善

その他の抗精神病薬

一般名	商品名（会社）	剤形	用法・用量	適応
ゾテピン	ロドピン（アステラス）	細粒：10%, 50% 錠：25mg, 50mg, 100mg	75〜150mg/日, 分服. 450mg/日まで増量可	統合失調症
	後発：セトウス, メジャピン, ロシゾピロン			
ピモジド	オーラップ（アステラス）	細粒：1% 錠：1mg, 3mg	❶1日1回1〜3mgより開始. 症状により4〜6mg/日に増量. 9mg/日まで増量可. 必要に応じ2〜3回分服. ❷1日1回1〜3mg（1日1回は朝が望ましい）. 年齢, 症状により増減. 6mg/日まで増量. 必要に応じ1日1〜2回分服	❶統合失調症, ❷小児の自閉性障害, 精神遅滞に伴う諸症状
塩酸モサプラミン	クレミン（田辺三菱）	顆粒：10% 錠：10mg, 25mg, 50mg	1回10〜50mg, 1日3回. 300mg/日まで増量可	統合失調症

禁 空腹時は吸収が低下するため食後に服用 相 併用 ↑アドレナリン 併注 ↑↓中枢神経抑制薬, 飲酒, ドンペリドン, メトクロプラミド, CYP3A4代謝薬, 降圧薬, H_2受容体拮抗薬／↓↑ドパミン作動薬／↑CYP3A4阻害薬 その他の副 錐体外路症状, 便秘, 食欲減退, プロラクチン上昇, 不眠, 不安, めまい, 過度鎮静, 自殺企図, 痙攣発作, 脱力倦怠感, 口渇, CK上昇, CPK上昇, 血糖上昇など	半減期 8mg内服で（α相）1〜3時間,（β相）5〜8時間 代謝酵素 CYP3A4（CYP1A1, CYP2C8, CYP2D6も関与） 蛋白結合率 96〜97%
禁 空腹時投与の吸収が食後投与に比べて低いため食後に服用 相 併用 ↑アドレナリン, ↑アゾール系抗真菌薬, HIVプロテアーゼ阻害薬 併注 ↑↓中枢神経抑制薬, 飲酒, 降圧薬／↓↑ドパミン作動薬／↑エリスロマイシン, グレープフルーツジュース, CYP3A4阻害薬／↓CYP3A4誘導薬 その他の副 パーキンソン症候群, アカシジア, 便秘, 悪心, プロラクチン上昇, 不眠, 不安・焦燥感・易刺激性, 自殺企図, 眠気, めまい・ふらつき, 倦怠感, 口渇, 脱力感, 血圧低下・上昇, 排尿困難など（5%未満）	半減期 4mg空腹時内服で10.7時間, その他食事の影響を受けやすく, 空腹時では効果減弱 代謝酵素 CYP3A4 蛋白結合率 99.7%（血清蛋白結合率）
注 分割投与しない. リスペリドンと併用しない 禁 カプセルを噛んだり, 割ったりしない 相 併用 ↑アドレナリン 併注 ↑↓中枢神経抑制薬, 飲酒, 降圧薬／↓↑ドパミン作動薬／↑バルプロ酸Na／↓カルバマゼピン その他の副 鼻咽頭炎, 脂肪腫, 貧血, 多飲症, 過食, 統合失調症の悪化, 不眠症, 錐体外路障害, 頭痛, 振戦, 傾眠, 感覚鈍麻, 注視麻痺, 頻脈, 高血圧, 便秘, 下痢, 嘔吐, 流涎過多, 脂肪肝, 湿疹, 筋骨格硬直, 排尿困難, 無月経, 口渇, 血中プロラクチン・CK・TG増加, 体重増加, 転倒など	半減期 20〜23時間, その他：徐放性カプセルのためC_{max}24時間 代謝酵素 CYP2D6, CYP3A4 蛋白結合率 73.2%（^{14}C-パリペリドン50〜250 ng/mL添加時, 平衡透析法）
多元受容体作用抗精神病薬（MARTA）	
警 糖尿病性ケトアシドーシス, 糖尿病性昏睡など重大な副作用発現. 投与中は血糖値の測定など十分観察. 患者, 家族に十分説明し, 口渇, 多飲, 多尿, 頻尿など発現時は投与中断し受診するよう指導 相 併用 ↑↓中枢神経抑制薬, 飲酒, 抗コリン作動薬, レボドパ／↑フルボキサミン, シプロフロキサシン／↓カルバマゼピン, オメプラゾール, リファンピシン, 喫煙 その他の副 興奮, 不眠, 不安, アカシジア, 振戦, 便秘, 食欲亢進, 口渇, ALT・AST・TG上昇, 高脂血症, 体重増加, 倦怠感など	半減期 5mg空腹時内服で31時間 代謝酵素 CYP2D6, CYP1A2 蛋白結合率 93%
警 オランザピン参照 相 併用 ↑アドレナリン 併注 ↑↓中枢神経抑制薬, 飲酒／↓CYP3A4誘導薬／↑CYP3A4阻害薬 その他の副 不眠, 易刺激性, 傾眠, 不安, 頭痛, めまい, アカシジア, 振戦, 構音障害, 筋強剛, 流涎, 頻脈, 心不全, 心房細動, AST・ALT・LDH・Al-P・γ-GTP上昇, 便秘, 倦怠感, 口渇など	半減期 3.3〜3.5時間 代謝酵素 CYP3A4 蛋白結合率 83%
警 診断・治療に精通し, 無顆粒球症, 心筋炎などの重大な副作用に十分対応でき, かつCPMSに登録された医師・薬剤師のいる登録医療機関・薬局で, 登録患者のCPMS基準がすべて満たされた場合のみ投与, 治療上の有益性が危険性を上回っていることを検討し, 投与継続が適切か定期的に判断. 糖尿病性ケトアシドーシス, 糖尿病性昏睡などの重大な副作用の恐れあり. CPMSに準拠し血糖値など測定. 高血糖に注意. 糖尿病治療に精通する医師と連携し, 適切な対応を行う. 糖尿病またはその既往歴もしくは危険因子を有する患者には有益性が危険性を上回ると判断される場合のみ投与. 糖尿病性ケトアシドーシス・糖尿病性昏睡発現時は投与中止. インスリン投与など適切な処置を行う. 患者・代諾者に有効性と危険性を文書で説明. 文書で同意得て投与開始, 糖尿病性ケトアシドーシス, 糖尿病性昏睡など重大な副作用発現時は直ちに受診するよう指導. 原則, 投与開始後18週間は入院管理下で投与, 無顆粒球症などの重篤な副作用発現を観察 注 投与終了時は2週間以上かけて漸減 禁 感染症まえはその微候時には速やかに医師に連絡 相 併用 ↑アドレナリン作動薬／放射線療法・化学療法（無顆粒球症） 併注 ↑CYP1A2・CYP3A4阻害薬, カフェイン, セルトラリン, パロキセチン／↑↓抗コリン作用薬, 降圧薬, 呼吸抑制作用を有する薬／↓CYP1A2誘導薬・CYP3A4誘導薬／飲酒／MAO阻害薬・中枢神経抑制薬／ベンゾジアゼピン系薬（循環虚脱）／リチウム製剤（悪性症候群）／バルプロ酸（てんかん発作, せん妄） その他の副 WBC・好酸球増加, 口渇, 傾眠, 振戦, 頻脈, 血圧低下, 流涎過多, 便秘, 肝障害, 尿失禁, 発熱, CK・Al-P・LDH・プロラクチン増加, 吃音など	半減期 25mg内服で16時間 代謝酵素 CYP3A4, CYP1A2 蛋白結合率 90.9%
ドパミン受容体部分作動薬	
警 クエチアピン参照 小児 過量時に一過性の意識消失, ぼんやりするなどの症状が出現することがある 禁 他の抗精神病薬から切り替えた場合, 症状再燃, 月経再開, 月経増量, 貧血に注意 相 併用 ↑ノルアドレナリン 併注 ↑↓中枢神経抑制薬, 降圧薬, 抗コリン薬, 飲酒／↓↑ドパミン作動薬／↑CYP2D6・3A4阻害薬／↓CYP3A4誘導薬 その他の副 不眠, 神経過敏, 不安, アカシジア, 振戦, 筋強剛, 食欲不振, プロラクチン低下, ALT・CK上昇, 体重減少など	半減期 アリピプラゾール錠6mgを空腹時単回経口投与で61.03±19.59時間 代謝酵素 CYP3A4, CYP2D6 蛋白結合率 99.8〜99.9%
その他の抗精神病薬	
相 クロルプロマジン参照 その他の副 血圧降下, 頻脈, 腸管麻痺, 肝障害, パーキンソン症候群, 不眠, 口渇, 月経異常, 乳汁分泌など	半減期 100mg内服で8時間 代謝酵素 CYP3A4（CYP1A2, CYP2B6, CYP2C9, CYP2C19, CYP3A5も若干関与） 蛋白結合率 97%
相 併用 ↑HIVプロテアーゼ阻害薬, アゾール系薬, クラリスロマイシン, エリスロマイシン, パロキセチン, フルボキサミン 併注 ↑↓中枢神経抑制薬／↓↑ドパミン作動薬／↑ドンペリドン（内分泌機能異常・錐体外路症状の発現）／グレープフルーツジュース（QT延長, 心室性不整脈） その他の副 パーキンソン症候群, アカシジア, ジスキネジア, 視覚障害, 排尿困難, 発汗, 口渇, 顔面浮腫, 性欲亢進など	半減期 24mg内服で53時間 代謝酵素 CYP3A4, CYP1A2, CYP2D6
相 併用 ↑アドレナリン 併注 ↑↓中枢神経抑制薬, 飲酒, ドンペリドン, メトクロプラミド, リチウム／↓↑ドパミン作動薬 その他の副 血圧降下, 血液障害, パーキンソン症候群, 不眠, 焦躁感, 過敏症など	半減期 25mg内服で15時間 蛋白結合率 98%

(2012.8. 現在)

表1-3 抗不安薬の薬剤一覧

一般名	商品名（会社名）	組成・剤形・容量	用 量	適応症
ベンゾジアゼピン（チエノジアゼピン）系抗不安薬（短時間型）				
クロチアゼパム	リーゼ（田辺三菱）	顆粒：10% 錠：5mg, 10mg	❶1回5〜10mg, 1日3回, ❷1回10〜15mg	❶心身症の身体症候・不安・緊張・抑うつ，睡眠障害，自律神経失調のめまい，肩こり，食欲不振，❷麻酔前投薬
	後発：イソクリン，ナオリーゼ，リリフター，クロチアゼパム「トーワ」			
エチゾラム	デパス（田辺三菱）	細粒：1%（10mg/g） 錠：0.25mg, 0.5mg, 1mg	❶❷1回1mg, 1日3回, ❸❹1回0.5mg, 1日3回, ❹1日1回1〜3mg, 就寝前, 高齢者 1.5mg/日まで	❶神経症の不安・緊張・抑うつ・神経衰弱症状・睡眠障害，❷うつ病の不安・緊張・睡眠障害，❸心身症の身体症候・不安・緊張・抑うつ・睡眠障害，❹統合失調症の睡眠障害，❺頸椎症，腰痛症，筋収縮性頭痛の不安・緊張・抑うつおよび筋緊張
	後発：アロファルム，エチカーム，エチセダン，エチゾラン，カプセーフ，セデコパン，デゾラム，デムナット，ノンネルブ，			
フルタゾラム	コレミナール（沢井）	細粒：1%（10mg/g） 錠：4mg	1回4mg, 1日3回	心身症の身体症候・不安・緊張・抑うつ
ベンゾジアゼピン系抗不安薬（中間型）				
アルプラゾラム	コンスタン（武田）	錠：0.4mg, 0.8mg	1回0.4mg, 1日3回, 2.4mg/日, 3〜4分服まで増量可	心身症の身体症候・不安・緊張・抑うつ，睡眠障害
	ソラナックス（ファイザー）	錠：0.4mg, 0.8mg	高齢者 1回0.4mg, 1日1〜2回から開始, 1.2mg/日まで増量可	
	後発：アゾリタン，カームダン，メデポリン，アルプラゾラム「トーワ」			
ロラゼパム	ワイパックス（ファイザー）	錠：0.5mg, 1.0mg	1〜3mg/日, 2〜3回分服	神経症・心身症の不安・緊張・抑うつ，心身症の身体症候
	後発：ユーパン			
ブロマゼパム	レキソタン（中外）	細粒：1% 錠：1mg, 2mg, 5mg	[内服]❶6〜15mg/日, 2〜3回分服 ❷3〜6mg/日, 2〜3回分服 ❸1回5mg, 就寝前または術前 [坐剤]1回3mg	[内服]❶神経症の不安・緊張・抑うつ，強迫，恐怖，❷うつ病の不安・緊張，心身症の身体症候・不安・緊張・抑うつ，睡眠障害，❸麻酔前投薬 [坐剤]麻酔前投薬
	セニラン（サンド）	細粒（後発）：1% 錠（後発）：1mg, 2mg, 3mg, 5mg 坐剤：3mg		
ベンゾジアゼピン系抗不安薬（長時間型）				
ジアゼパム	セルシン（武田）	散：1% 錠：2mg, 5mg, 10mg シロップ：0.1%（1mg/mL） 注射液：5mg 1mL, 10mg 2mL	[内服]❶1回2〜5mg, 1日2〜4回, 外来患者には原則15mg/日以内 小児3歳以下 1〜5mg/日, 1〜3回分服 4〜12歳 2〜10mg/日, 1〜3回分服 ❷1回2〜10mg, 1日3回分服 ❸1回5〜10mg, 就寝前または術前 [注射]10mg/日より開始, できるだけ緩徐に筋注, 静注, 以後3〜4時間ごと, 症状などにより増減 [中毒]投与時呼吸状態の把握, 気道確保を行う, アトロピン, プラリドキシム投与のうえ本剤投与	[内服]❶神経症, うつ病, 心身症（更年期障害, 消化器疾患, 循環器疾患, 自律神経障害, 腰痛症, 頸肩腕症候群）の不安・緊張・抑うつ, ❷脳脊髄疾患に伴う痙攣・疼痛の筋緊張軽減, ❸麻酔前投薬 [注射]神経症の不安, 緊張, 抑うつ, 麻酔前, 麻酔導入時, 麻酔中, 術後, アルコール依存症の禁断症状, 分娩時の不安・興奮・抑うつ軽減, てんかん様重積状態，（ホリゾンのみ）有機リン中毒・カーバメート中毒の痙攣抑制
	ホリゾン（アステラス）	散：1% 錠：2mg, 5mg 注射液：10mg 2mL		
	後発：ジアゼパム「アメル」「サワイ」「タイヨー」「トーワ」，ジアパックス，セエルカム，セレナミン，パールキット			
クロキサゾラム	セパゾン（第一三共）	散：1% 錠：1mg, 2mg	❶1回1〜4mg, 1日3回, ❷0.1〜0.2mg/kg	❶神経症・心身症（更年期障害など）の不安・緊張・抑うつ，心身症における身体症候，❷術前の不安除去
フルジアゼパム	エリスパン（大日本住友）	細粒：0.1% 錠：0.25mg	1回0.25mg, 1日3回	心身症の身体症候，不安・緊張・抑うつ・焦燥，易疲労性，睡眠障害

備考1	備考2
ベンゾジアゼピン(チエノジアゼピン)系抗不安薬(短時間型)	
[相]⇧⇧中枢神経抑制薬，MAO阻害薬，飲酒 [その他の副]眠気，ふらつき，めまい，頭痛・頭重，手足のしびれ，耳鳴，立ちくらみ，頻脈，悪心・嘔吐，食欲不振，発疹，易疲労・倦怠感など	[半減期]5mg内服で6.3時間 [蛋白結合率]99%
[相]⇧⇧中枢神経抑制薬，飲酒/⇧MAO阻害薬，フルボキサミン [その他の副]眠気，ふらつき，めまい，肝機能異常，呼吸困難，動悸，口渇，過敏症，健忘，眼瞼痙攣など	[半減期]2mg食後内服で6.3時間 [代謝酵素]CYP2CP，CYP3A4 [蛋白結合率]93%
パルギン，メディピース，モーズン，エチゾラム「EMEC」，「NP」	
[相]クロチアゼパム参照＋四環系抗うつ薬 [その他の副]眠気，めまい・ふらつき，立ちくらみ，口渇，胃腸障害，易疲労感・倦怠感，発疹，皮膚瘙痒感など	[半減期]12mg内服で3.5時間
ベンゾジアゼピン系抗不安薬(中間型)	
[相][併禁]⇧HIVプロテアーゼ阻害薬 [併注]⇧⇧中枢神経抑制薬，MAO阻害薬，飲酒/⇧シメチジン，リトナビル，イトラコナゾール，フルボキサミン/⇧イミプラミン，デシプラミン/⇩カルバマゼピン [その他の副]眠気，めまい・ふらつき，口渇，悪心・嘔吐，腹痛，脱力感，倦怠感，発疹，瘙痒など	[半減期]0.4mg内服で14時間 [代謝酵素]CYP3A4 [半減期]0.4mg内服で14時間 [代謝酵素]CYP3A4，CYP3A5 [蛋白結合率]79.5±0.8%(血清蛋白結合率)
[相]⇧⇧中枢神経抑制薬，MAO阻害薬，飲酒，マプロチリン，ダントロレン，プレガバリン [その他の副]眠気，ふらつき，めまい，立ちくらみ，頭痛，動悸，悪心，下痢，便秘，倦怠感，脱力感，発疹，瘙痒感など	[半減期]1.0mg内服で12時間 [蛋白結合率]91%
[相]⇧⇧飲酒，中枢神経抑制薬/MAO阻害薬(舞踏病の報告)/⇧シメチジン [その他の副]眠気，ふらつき，めまい，興奮，気分高揚など	[半減期]6mg内服で20時間 [蛋白結合率]70.1%
ベンゾジアゼピン系抗不安薬(長時間型)	
[注]低出生体重児，新生児，乳児，幼児，小児には筋注しない，他の注射剤との混合不可 [相][併禁]⇧HIVプロテアーゼ阻害薬 [併注]⇧⇧中枢神経抑制薬，MAO阻害薬，飲酒，マプロチリン，ダントロレン/⇧シメチジン，オメプラゾール，シプロフロキサシン，フルボキサミン [その他の副]眠気，ふらつき，めまい，血圧低下，悪心・嘔吐，発疹，倦怠感，脱力感，浮腫，黄疸，顆粒球・白血球減少など	[半減期](活性代謝物)N-デスメチルジアゼパム 57.1±8.5時間 [代謝酵素]CYP2C19，CYP3A4 [蛋白結合率]97.5〜98.6%(血清蛋白結合率) [半減期]20〜70時間 [代謝酵素]CYP2C19，CYP3A4
[相]⇧⇧中枢神経抑制薬，飲酒/⇧MAO阻害薬 [その他の副]眠気，ふらつき，口渇，倦怠感，めまい，舌のもつれ，運動失調，頭痛・頭重，悪心・嘔吐，食欲不振，脱力感，発疹，瘙痒感など	—
[相]クロキサゾラム参照 [その他の副]眠気，めまい・ふらつき，頭痛・頭重，口渇，胃腸障害，発疹，疲労・倦怠・脱力感など	[半減期]23時間

(次頁へつづく)

（抗不安薬の薬剤一覧のつづき）

一般名	商品名（会社）	剤型	用法・用量	適応
クロルジアゼポキシド	コントール（武田）	散：1%, 10% 錠：5mg, 10mg	20〜60mg/日, 2〜3回分服 小児 10〜20mg/日, 2〜4回分服	神経症・うつ病・心身症の不安・緊張・抑うつ
	バランス（丸石）	散：10% 錠：5mg, 10mg		
	コンスーン（鶴原）	散：1% 錠：5mg, 10mg		
オキサゾラム	セレナール（第一三共）	散：10% 錠：5mg, 10mg	❶1回10〜20mg, 1日3回, ❷1〜2mg/kg, 就寝前または術前	❶神経症・心身症における不安・緊張・抑うつ, 心身症における身体症候, ❷麻酔前投薬
	後発：ベルサール			
メダゼパム	レスミット（塩野義）	錠：2mg, 5mg	10〜30mg/日	神経症・心身症の不安・緊張・抑うつ, 心身症における身体症候
	後発：メダゼパム「ツルハラ」			
メキサゾラム	メレックス（第一三共）	細粒：0.1% 錠：0.5mg, 1mg	1回0.5〜1mg, 1日3回 高齢者 1.5mg/日まで	神経症・心身症の不安・緊張・抑うつ, 易疲労性, 睡眠障害など
クロラゼプ酸ニカリウム	メンドン（アボット）	カプセル：7.5mg	9〜30mg/日, 2〜4回分服	神経症の不安・緊張・焦躁・抑うつ

ベンゾジアゼピン系抗不安薬（超長時間型）

一般名	商品名（会社）	剤型	用法・用量	適応
ロフラゼプ酸エチル	メイラックス（Meiji Seika）	細粒：1% 錠：1mg, 2mg	2mg/日, 1〜2回分服	心身症・神経症の不安・緊張・抑うつ・睡眠障害
	後発：ジメトックス, スカルナーゼ, メデタックス, ロンラックス			
フルトプラゼパム	レスタス（MSD）	錠：2mg	2〜4mg/日, 1〜2回分服 高齢者 4mg/日まで	神経症・心身症の不安・緊張・抑うつ, 易疲労性・睡眠障害, 心身症における身体症候

セロトニン1A部分作動薬

一般名	商品名（会社）	剤型	用法・用量	適応
タンドスピロンクエン酸塩	セディール（大日本住友）	錠：5mg, 10mg, 20mg	1回10mg, 1日3回, 60mg/日まで増量可	心身症の身体症候・抑うつ・不安・焦躁・睡眠障害, 神経症の抑うつ・恐怖
	後発：タンドスピロンクエン酸塩「アメル」「サワイ」「トーワ」「日医工」			

	半減期 (α相)0.22±0.05時間, (β相)10：06±1.17時間 蛋白結合率 94.1%
相 ↑↑ MAO阻害薬, 中枢神経抑制薬, 飲酒, マプロチリン, ダントロレン その他の副 眠気, ふらつき, めまい, 頭痛, 多幸症, 血圧低下, 悪心, 便秘, 口渇, 発疹, 筋緊張低下症など	半減期 (α相)0.22±0.05時間, (β相)10：06±1.17時間 蛋白結合率 クロルジアゼポキシド100mgまたは100mg×2, 経口投与で90〜97％, クロルジアゼポキシド0.6mg/kg静注で94.09±0.37％
	半減期 (α相)0.22±0.05時間, (β相)10：06±1.17時間
相 ↑ 中枢神経抑制薬, 飲酒／↑ MAO阻害薬 その他の副 眠気, ふらつき, めまい, 頭痛, 不眠, 悪心, 胃腸障害, 口渇, 過敏症, 倦怠感など	半減期 4.6時間/N-デスメチルジアゼパム(活性代謝物)55.86±6.31時間
相 ↑↑ 中枢神経抑制薬, 飲酒／↑ MAO阻害薬, シメチジン その他の副 眠気, 発疹, ふらつき, めまい, 食欲不振, 便秘, 胃腸障害, 筋弛緩, 易疲労感など筋緊張低下症状, 尿蛋白など	半減期 (未変化体)2〜5時間 代謝酵素 CYP2C19, CYP3A4 蛋白結合率 99.3%
相 その他の副 クロキサゾラム参照	半減期 (活性代謝物)クロルノルジアゼパム60〜150時間 代謝酵素 CYP3A4 蛋白結合率 97%
相 併禁 ↑ リトナビル 併注 その他の副 クロキサゾラム参照	半減期 (活性代謝物)ノルジアゼパム24時間以上 代謝酵素 CYP3A 蛋白結合率 98%
ベンゾジアゼピン系抗不安薬 (超長時間型)	
相 ↑↑ 中枢神経抑制薬, MAO阻害薬, ↑ シメチジン, 飲酒, 四環系抗うつ薬(痙攣) その他の副 眠気, ふらつき, めまい, 口渇, 肝障害, 発疹, 倦怠感など	半減期 (活性代謝物)59〜207時間 代謝酵素 CYP3A4 蛋白結合率 (活性代謝物)99%以上
相 ↑↑ 中枢神経抑制薬, MAO阻害薬, 飲酒, マプロチリン, ダントロレン／↑ シメチジン, オメプラゾール その他の副 眠気, ふらつき, めまい, 頭痛・頭重, 口渇, 便秘, 易疲労感・倦怠感など	半減期 (活性代謝物)デスアルキルフルトプラゼパム190時間
セロトニン1A部分作動薬	
注 60mg/日投与して効果がない治療抵抗性患者には漫然と投与しない。ベンゾジアゼピン系薬剤から切り替える場合は注意(交差依存性がない) 相 ブチロフェノン系(錐体外路症状を増強)／↑ Ca拮抗薬／SSRI(セロトニン作用増強) その他の副 眠気, めまい, ふらつき, 頭痛, 頭重, 不眠, AST・ALT・γ-GTP上昇, 動悸, 悪心, 食欲不振, 口渇, 便秘, 倦怠感, 気分不快, 四肢のしびれ, 目のかすみ, 発疹, 瘙痒感など	半減期 20mg食後内服で1.4時間 代謝酵素 CYP2D6, CYP3A4 蛋白結合率 54〜57%

(2012.8. 現在)

表1-4 睡眠薬の薬剤一覧

一般名	商品名(会社名)	組成・剤形・容量	用量	適応症
ベンゾジアゼピン系睡眠薬（超短時間型）				
トリアゾラム	ハルシオン（ファイザー）	錠：0.125mg, 0.25mg	❶1回0.25～0.5mg, 就寝前 高齢者 1回0.125～0.25mg ❷手術前夜1回0.25～0.5mg 就寝前	❶不眠症, ❷麻酔前投薬
	後発：アサシオン, アスコマーナ, トリアラム, ネスゲン, ハルラック, パルレオン, ミンザイン, トリアゾラム「EMEC」			
ベンゾジアゼピン系睡眠薬（短時間型）				
ブロチゾラム	レンドルミン（ベーリンガー）	錠：0.25mg D錠：0.25mg（口腔内崩壊錠）	❶1日1回0.25mg, 就寝前 ❷手術前夜1回0.25mg, 麻酔前1回0.5mg	❶不眠症, ❷麻酔前投薬
	後発：アムネゾン, グッドミン, ゼストロミン, ソレントミン, ネストローム, ノクスタール, ブロチゾラン, ブロゾーム,			
ロルメタゼパム	ロラメット（あすか）	錠：1.0mg	1日1回1～2mg, 就寝前 高齢者 1回2mgまで	不眠症
	エバミール（バイエル）	錠：1.0mg		
塩酸リルマザホン水和物	リスミー（塩野義）	錠：1mg, 2mg	❶1日1回1～2mg, 就寝前, ❷1日1回2mg, 就寝前または手術前投与 高齢者 1回2mgまで	❶不眠症, ❷麻酔前投薬
	後発：塩酸リルマザホン「MEEK」			
ベンゾジアゼピン系睡眠薬（中間型）				
フルニトラゼパム	サイレース（エーザイ）	錠：1mg, 2mg 静注：2mg 1mL	[内服]1日1回0.5～2mg, 就寝前または手術前 高齢者 1回1mgまで [注射]❶0.02～0.03mg/kg, ❷0.01～0.03mg/kg, 必要に応じて初回量の半量～同量を追加可	[内服]不眠症, 麻酔前投薬 [注射]❶全身麻酔の導入, ❷局所麻酔時の鎮静
	ロヒプノール（中外）	錠：1mg, 2mg 静注用：2mg 1mL		
	後発：フルトラース, フルニトラゼパム「アメル」「JG」			
ニトラゼパム	ベンザリン（塩野義）	細粒：1% 錠：2mg, 5mg, 10mg	❶1日1回5～10mg, 就寝前, ❷1日1回5～10mg, 就寝前または手術前, ❸成人・小児：5～15mg/日, 適宜分服	❶不眠症, ❷麻酔前投薬, ❸異型小発作群, 焦点性発作
	ネルボン（第一三共）	散：1% 錠：5mg, 10mg		
	後発：チスボン, ネルロレン, ノイクロニック, ヒルスカミン, ニトラゼパム「トーワ」「JG」			
エスタゾラム	ユーロジン（武田）	散：1% 錠：1mg, 2mg	❶1回1～4mg, ❷手術前夜：1日1回1～2mg, 麻酔前：1日1回2～4mg	❶不眠症, ❷麻酔前投薬
	後発：エスタゾラム「アメル」			
ニメタゼパム	エリミン（大日本住友）	錠：3mg, 5mg	1日1回3～5mg, 就寝前	不眠症
ベンゾジアゼピン系睡眠薬（長時間型）				
クアゼパム	ドラール（久光）	錠：15mg, 20mg	❶1日1回20mg, 就寝前, 30mg/日まで増量可, ❷1日1回15～30mg, 就寝前, 30mg/日まで増量可	❶不眠症, ❷麻酔前投薬
	後発：クアゼパム「MNP」「YD」「アメル」「サワイ」「トーワ」「日医工」			
フルラゼパム塩酸塩	ベノジール（協和発酵キリン）	カプセル：10mg, 15mg	1日1回10～30mg, 就寝前または手術前	不眠症, 麻酔前投薬
	ダルメート（共和）	カプセル：15mg		
ハロキサゾラム	ソメリン（第一三共）	細粒：1% 錠：5mg, 10mg	1日1回5～10mg, 就寝前	不眠症

備考1	備考2
ベンゾジアゼピン系睡眠薬(超短時間型)	
腎 もうろう状態、睡眠随伴症状(夢遊症状など)の発現と中途覚醒時の健忘 注 薬物依存、禁断症状、高齢、離脱症状に注意 相 併禁 ⇧イトラコナゾール、フルコナゾール、ホスフルコナゾール、ボリコナゾール、ミコナゾール、HIVプロテアーゼ阻害薬、エファビレンツ、テラプレビル 併注 ⇧↑中枢神経抑制薬、飲酒／⇧シメチジン、エリスロマイシン、クラリスロマイシン、ジョサマイシン、ジルチアゼム、イマチニブ、キヌプリスチン、ダルホプリスチン／⇩リファンピシン／MAO阻害薬(多汗・起立性低血圧など副作用) その他の副 眠気、ふらつき、めまい、頭痛・頭重、口渇、倦怠感など	半減期 0.5mg内服2.9時間 代謝酵素 CYP3A4 蛋白結合率 89%
「TSU」「JG」「TCK」「タナベ」	
ベンゾジアゼピン系睡眠薬(短時間型)	
相 ⇧↑中枢神経抑制薬、MAO阻害薬、シメチジン、飲酒、イトラコナゾール、ミコナゾール／⇩CYP3A4誘導薬 その他の副 残眠感・眠気、ふらつき、頭重感、めまい、頭痛、だるさ、倦怠感、不穏、興奮、発疹（大量連用)薬物依存など	半減期 7時間 代謝酵素 CYP3A4 蛋白結合率 90%
ブロメトン、レドルパー、レンデム、ロンフルマン、ブロチゾラム「タイヨー」「CH」「JG」「YD」ブロチゾラムM「EMEC」	
相 ⇧↑中枢神経抑制薬、MAO阻害薬、飲酒、ダントロレン、マプロチリン その他の副 眠気、ふらつき、倦怠感、頭重感、頭痛、めまい、肝機能異常、発疹、瘙痒など	半減期 1mgを経口投与で10時間 代謝酵素 なし 蛋白結合率 91.4%
相 ⇧↑飲酒、中枢神経抑制薬、MAO阻害薬 その他の副 眠気、ふらつき、頭痛、めまい、妄想、肝障害、不整脈、口渇、悪心・嘔吐、発疹など	半減期 2mg空腹時内服で11時間(総活性代謝物) 代謝酵素 CYP3A4 蛋白結合率 M-1：79.3%、M-2：81.2%、M-A：76.8%、M-3：80.8%、M-4：88.9%
ベンゾジアゼピン系睡眠薬(中間型)	
相 ⇧↑飲酒、中枢神経抑制薬／⇧シメチジン／MAO阻害薬(舞踏病) その他の副 ふらつき、眠気、倦怠感、AST・ALTの上昇、口渇、脱力感、血圧低下など	半減期 2mg錠を単回経口投与で(α相)7時間、(β相)15時間、フルニトラゼパム2mgを静脈内投与で(π相)8分、(α相)2時間、(β相)24時間 代謝酵素 CYP3A4 蛋白結合率 77.6〜79.6%(フルニトラゼパム濃度が1〜20ng/mL)
相 ⇧↑飲酒、MAO阻害薬、中枢神経抑制薬／⇧シメチジン その他の副 ふらつき、頭痛・頭重感、眠気・残眠感、食欲不振、便秘、口渇、筋緊張低下症状、発疹、瘙痒感など	半減期 27±6時間 代謝酵素 CYP3A4 蛋白結合率 86〜87%
相 併禁 ⇧HIVプロテアーゼ阻害薬 併注 ⇧↑中枢神経抑制薬、抗うつ薬、MAO阻害薬、飲酒、マプロチン、ダントロレン その他の副 眠気、ふらつき、頭痛、AST・ALT・BUN上昇、貧血、白血球減少、発疹、瘙痒感など	半減期 4mg内服で24時間 代謝酵素 CYP3A4 蛋白結合率 約80%(ラット)
相 フルニトラゼパム参照 その他の副 ふらつき、眠気、頭痛、食欲不振、動悸、発疹、倦怠感、脱力感、口渇、発汗など	半減期 (α相)12時間、(β相)21時間 代謝酵素 CYP3A4、CYP2C19
ベンゾジアゼピン系睡眠薬(長時間型)	
相 併禁 ⇧食物(過度の鎮静や呼吸抑制)／⇧リトナビル 併注 ⇧↑アルコール、中枢神経抑制薬、MAO阻害薬／⇧シメチジン その他の副 眠気・傾眠、ふらつき、頭重感 AST・ALT・LDH上昇、悪心、口渇、食欲不振、発疹、倦怠感、筋緊張低下症状、眼痛、眼瞼浮腫、無力など	半減期 ドラール錠15を絶食時経口投与で(未変化体)36.6±7.3時間、(代謝物)107時間 代謝酵素 CYP3A4、CYP2C9 蛋白結合率 95%以上
相 併禁 ⇧リトナビル 併注 ⇧↑飲酒、MAO阻害薬、中枢神経抑制薬／⇧シメチジン その他の副 眠気、ふらつき、頭重、口渇、倦怠感など	半減期 30mg内服で(未変化体)5.9時間、(活性代謝物)24時間 代謝酵素 CYP3A4 蛋白結合率 96.6%
相 ニトラゼパム参照 その他の副 眠気、ふらつき、頭重感、倦怠感、脱力感、黄疸、発疹、瘙痒感など	半減期 42〜123時間

(次頁へつづく)

（睡眠薬の薬剤一覧のつづき）

	非ベンゾジアゼピン系睡眠薬（超短時間型）			

分類	薬品名	剤形・規格	用法・用量	適応
ゾルピデム酒石酸塩	マイスリー（アステラス）	錠：5mg, 10mg	1日1回5～10mg, 就寝前. 高齢者1日1回5mgから開始し, 1回10mgまで増量可	不眠症（統合失調症・躁うつ病の不眠症除く）
	後発：ゾルピデム酒石酸塩「モチダ」「EE」「KN」「サワイ」「AA」「AFP」「DK」「DSEP」「DSP」「F」「FFP」「JG」「KOG」「NP」「SN」「TCK」「YD」「ZE」「ZJ」「アメル」「オーハラ」「ケミファ」「サンド」「タカタ」「テバ」「トーワ」「ファイザー」「マイラン」			
ゾピクロン	アモバン（サノフィ・アベンティス）	錠：7.5mg, 10mg	1日1回7.5～10mg, 就寝前または手術前, 10mgを超えない	不眠症, 麻酔前投薬
	後発：アモバンテス, スローハイム, ゾピクール, ドパリール, メトローム, ゾピクロン「トーワ」			
エスゾピクロン	ルネスタ（エーザイ）	錠：1mg, 2mg, 3mg	1日1回2mg, 就寝前. 3mgを越えない. 高齢者1日1回1mg, 就寝前. 2mgを越えない.	不眠症

	バルビツール酸系睡眠薬			

分類	薬品名	剤形・規格	用法・用量	適応
バルビタール	バルビタール（マイラン）	末	❶1日1回0.3～0.4g, 就寝前 ❷1回0.3g, 1日2回	❶不眠症, ❷不安緊張状態の鎮静
アモバルビタール	イソミタール（日本新薬）	原末	❶0.1～0.3g/日, 就寝前 ❷0.1～0.2g/日, 2～3回分服	❶不眠症, ❷不安緊張状態の鎮静
フェノバルビタール	フェノバール［各社］	末：1g 散：10%	[内服]30～200mg/日, 1～4回分服（不眠症）1日1回30～200mg, 就寝前 [注射]1回50～200mg, 1日1～2回 皮下・筋注	てんかんの痙攣発作, 不安・緊張状態の鎮静, 自律神経発作, 精神運動発作, [内服のみ]不眠症
	フェノバール（藤永）	原末：10% 散：10% 錠：30mg エリキシル：0.4%(4mg/mL) 注射液：100mg 1mL		
ペントバルビタールカルシウム	ラボナ（田辺三菱）	錠：50mg	催眠：1日1回50～100mg, 就寝前 麻酔前投薬：手術前夜100～200mg, 手術前1～2時間100mg 鎮静：1回25～50mg, 1日2～3回	不眠症, 麻酔前投薬, 不安・緊張状態の鎮静, 持続睡眠療法における睡眠調節
セコバルビタールナトリウム	アイオナール・ナトリウム（イセイ）	注射用：200mg（蒸4mL付）	100～200mg（5%溶液として1回2～4mL）筋, 静注, 総量500mgを超えない	不眠症, 麻酔前投薬, 全身麻酔の導入, 不安・緊張状態の鎮静

	メラトニン受容体作動薬			

分類	薬品名	剤形・規格	用法・用量	適応
ラメルテオン	ロゼレム（武田）	錠：8mg	1日1回8mg, 就寝前	不眠症における入眠困難の改善

	その他			

分類	薬品名	剤形・規格	用法・用量	適応
ブロモバレリル尿素	ブロバリン（日本新薬）	原末	❶1日1回0.5～0.8g, 就寝前または就寝時, ❷1回0.2～0.33g, 1日3回	❶不眠症, ❷鎮静
トリクロホスナトリウム	トリクロリール（アルフレッサ）	シロップ：10%（100mg/mL）	1日1回1～2g（10～20mL）, 就寝前または検査前服用, 標準は20～80mg/kg, 総量2gまで増量可	不眠症, 心電図および脳波検査などにおける睡眠
抱水クロラール	抱水クロラール（マイラン）	（販売中止）末	[内服]1日1回0.5～1g, 就寝前 [注腸用・坐剤]小児30～50mg/kg, 総量1.5gまで増量可	[内服]不眠症, [注射用・坐剤]理学検査時における鎮静・催眠, 静注が困難な痙攣重積状態
	エスクレ（久光）	坐剤：250mg, 500mg 注腸用キット：500mg/個		

1. 各薬剤一覧　197

非ベンゾジアゼピン系睡眠薬(超短時間型)	
警 もうろう状態，睡眠随伴症状(夢遊症状など)の発現と中途覚醒時の健忘 相 ↑↑バルビツール酸，フェノチアジン系薬，麻酔薬(呼吸抑制)，飲酒(精神・知覚・運動機能低下)/↓リファンピシン その他の副 ふらつき，眠気，頭痛，残眠感，悪心，倦怠感，味覚異常など 「杏林」「日医工」「日新」「明治」	半減期 5mg空腹時内服で2.1時間 代謝酵素 CYP3A4，CYP1A2，CYP2C9 蛋白結合率 96.0〜96.3%(in vivo)
警 もうろう状態，睡眠随伴症状(夢遊症状など)の発現と中途覚醒時の健忘 注 日中でも口内に苦味が残るため，内科疾患と間違えられることがある 相 ↑筋弛緩薬，中枢神経抑制薬/↑CYP3A4阻害薬/↑↓飲酒/麻酔時(呼吸抑制)/↓CYP3A4誘導薬 その他の副 口中の苦味，ふらつき，眠気，頭重，頭痛，不快感，めまい，蛋白尿，白血球・赤血球減少，口渇，嘔気，倦怠感など	半減期 7.5mg内服で3.7時間 代謝酵素 CYP3A4，CYP2C8 蛋白結合率 69.0±3.7%
患 血中濃度が低下するため食事中・食直後の服用は避ける．苦味が翌朝まで残ることがある 相 ↑筋弛緩薬，中枢神経抑制薬/↑CYP3A4阻害薬/↑↓飲酒/麻酔時(呼吸抑制)/↓CYP3A4誘導薬 その他の副 傾眠，頭痛，浮動性めまい，不安，異常な夢，うつ病，神経過敏，味覚異常，口渇，口腔内不快感，倦怠感など	半減期 4.8〜5.2時間 代謝酵素 CYP3A4，CYP2E1 蛋白結合率 52.2〜58.9%
バルビツール酸系睡眠薬	
注 薬物依存，禁断症状，高齢 相 併禁 ボリコナゾール 併注 ↑抗不安薬，抗精神病薬，催眠鎮静薬，抗うつ薬，抗ヒスタミン薬，ジスルフィラム，解熱鎮痛薬，クラーレ様物質，飲酒/↓ワルファリン，ドキシサイクリン/↑サイアザイド系利尿薬 その他の副 過敏症，精神機能低下，知覚異常，せん妄，運動失調，ヘマトポルフィリン尿，蛋白尿，低Ca血症，巨赤芽球性貧血，呼吸抑制，めまい，頭痛，食欲不振など	
注 相 副 バルビタール参照 + 相 ↓肝代謝酵素(CYP3Aなど)で代謝される薬剤)	半減期 (α相)0.6時間，(β相)21時間 蛋白結合率 61%
注 バルビタール参照＋[注射]内服不可例のみに限る 相 ↑中枢神経抑制薬，MAO阻害薬，抗ヒスタミン薬，飲酒/↑メチルフェニデート/↑↓ルプロ酸，クロバザム/↑↓三・四環系抗うつ薬/↓利尿薬，アセタゾラミド(くる病，骨軟化症)/↓ワルファリン，イリノテカン，副腎皮質ホルモン，グリセオフルビン，テオフィリン，カルバマゼピン，シクロスポリン，タクロリムス，サキナビル，インジナビル，トロピセトロン，イマチニブ，アゼルニジピン，ドキシサイクリン，アミノフィリン，卵胞・黄体ホルモン，ベラパミル，モンテルカスト，PDE-5阻害薬，フェロジピン，クロラムフェニコール，フレカイニド，パロキセチン，ラモトリギン，デフェラシロクス/↓SJW/アセトアミノフェン(肝障害)/[エリキシルのみ]N-メチルテトラゾールチオメチル基を有するセフェム系薬・メトロニダゾール(アルコール反応) その他の副 過敏症状，巨赤芽球性貧血，黄疸，(連用)蛋白尿，くる病，骨軟化症など	半減期 95〜130時間 蛋白結合率 約50%
注 相 併注 バルビタール参照 その他の副 バルビタール参照	半減期 15〜48時間
その他の副 眠気，頭重感，脈拍異常，悪心・嘔吐，発疹など	—
メラトニン受容体作動薬	
注 2週間を目処に有効性評価．漫然と投与し続けない．ベンゾジアゼピン系薬などの治療歴・精神疾患の患者に対する有効性は確立していない 患 血中濃度が低下するため，食事中または直後の服用は避ける 相 併禁 フルボキサミン 併注 ↑CYP1A2阻害薬，CYP2C9阻害薬，CYP3A4阻害薬，飲酒/↓CYP誘導薬 その他の副 めまい，頭痛，眠気，発疹，便秘，悪心，プロラクチン上昇，倦怠感など	半減期 8mgを単回経口投与で，0.94±0.18時間 代謝酵素 CYP1A2，CYP2C，CYP3A4 蛋白結合率 85.1〜88.1%(in vitro，ヒト血漿)
その他	
相 ↑中枢神経抑制薬，飲酒 その他の副 発疹，瘙痒感，悪心・嘔吐，下痢，頭痛，めまい，知覚異常，難聴，興奮，運動失調，抑うつ，構音障害など	半減期 12時間ラット，2.5時間
相 ↑中枢神経抑制薬，MAO阻害薬，ワルファリン，飲酒 その他の副 過敏症，好酸球増加，白血球減少，悪心・嘔吐などの胃腸障害，頭痛，めまい，ケトン尿症など	半減期 (β相)22.5mg/kg内服で8.2時間 蛋白結合率 35%
相 ↑中枢神経抑制薬/↓ワルファリン，MAO阻害薬，飲酒 その他の副 過敏症，好酸球増加，悪心・嘔吐など	半減期 (活性代謝物)7〜10時間 半減期 エスクレ注腸用キット「500」を500mg投与でトリクロロエタノール(代謝物)11.8±1.8時間

(2012.8. 現在)

表1-5 気分安定薬の薬剤一覧

一般名	商品名（会社名）	組成・剤形・容量	用量	適応症
		気分安定薬		
炭酸リチウム	リーマス（大正製薬）	錠：100mg, 200mg	400〜600mg/日, 2〜3回分服より開始, 1,200mg/日まで増量可. 200〜800mg/日, 1〜3回分服で維持	躁病, 躁うつ病の躁状態
	後発：炭酸リチウム「アメル」「ヨシトミ」, リチオマール			
		抗てんかん薬		
カルバマゼピン	テグレトール（ノバルティス）	細粒：50% 錠：100mg, 200mg	（カルバマゼピンとして） ❶❷ 200〜400mg/日, 1〜2回分服, 通常600mg/日, 1,200mg/日まで増量可 （小児）❷のみ100〜600mg/日, 分服 ❸ 200〜400mg/日から開始し, 600mg/日を分服, 800mg/日まで増量可 （小児）適宜減量	❶ てんかん（精神運動発作, 大発作など）, ❷ 躁病, 躁うつ病の躁状態, 統合失調症の興奮状態, ❸ 三叉神経痛
	後発：レキシン, カルバマゼピン「アメル」			
バルプロ酸ナトリウム	デパケン（協和発酵キリン）	細粒：20%, 40%（メントール） 錠：100mg, 200mg シロップ：5%（50mg/mL）（パイナップル）	（バルプロ酸ナトリウムとして） ❶ 400〜1,200mg/日, 2〜3回分服, ❷ 400〜800mg/日, 2〜3回分服, 1,000mg/日を超えない	❶ 各種てんかん, およびてんかんに伴う性格行動障害（不機嫌・易怒性など）, 躁病および躁うつ病の躁状態, ❷（デパケン, バレリンのみ）片頭痛の発作抑制
	後発：バレリン, ハイセレニン, エピレナート, サノテン, セレブ, バルプロ酸ナトリウム「EMEC」「アメル」			
バルプロ酸ナトリウム徐放剤	デパケンR（協和発酵キリン）	錠：100mg, 200mg	❶ 400〜1,200mg/日, 1〜2回分服, 400〜800mg/日, 1〜2回分服, 1,000mg/日を超えない	❶ 各種てんかん・てんかんに伴う性格行動障害（不機嫌・易怒性など）, 躁病および躁うつ病の躁状態の治療, ❷ 片頭痛の発症抑制
	セレニカR（興和）	顆粒：40% 錠：200mg, 400mg	（バルプロ酸ナトリウムとして） ❶ 1日1回 400〜1,200mg, ❷ 1日1回 400〜800mg, 1,000mg/日を超えない	
	後発：エピレナート, バルデケンR, バルプラム, バルプロ酸ナトリウムSR「アメル」			
ラモトリギン	ラミクタール（GSK）	小児用錠：2mg, 5mg 錠：25mg, 100mg	＊2 欄外に記載	❶ 他の抗てんかん薬で十分な効果が認められないてんかん患者の部分発作（二次性全般化発作を含む）, 強直間代発作, Lennox-Gastaut症候群における全般発作に対する抗てんかん薬との併用療法, ❷ 双極性障害における気分エピソードの再発・再燃抑制

＊1：（カルバマゼピンの備考1）
（相）（併禁）↓ボリコナゾール, タダラフィル
（併注）↑↓MAO阻害薬, 飲酒, 中枢神経抑制薬, イソニアジド（肝毒性増強）/炭酸リチウム（精神神経系症状）/メトクロプラミド（神経症状）/Na喪失性利尿薬（症候性低Na血症・SIADH）/↑フルボキサミン, ベラパミル, ジルチアゼム, シメチジン, オメプラゾール, ダナゾール, ビカルタミド, キヌプリスチン・ダルホプリスチン, マクロライド系薬, リトナビル, ダルナビル, アゾール系薬, アセタゾラミド, グレープフルーツジュース/↑↓クエチアピン, イトラコナゾール, クロバザム, パロキセチン/↓フェノバルビタール, リファンピシン, SJW/↑↓フェニトイン/↑↓バルプロ酸/↓プリミドン, エファビレンツ, テオフィリン, アミノフィリン/↓アルプラゾラム, ミダゾラム, 抗てんかん薬, アセトアミノフェン(肝障害), トラマドール, ブプレノルフィン, ブチロフェノン系薬, 三環系抗うつ薬, トラゾドン, ミアンセリン, セルトラリン, ミルタザピン, オランザピン, アリピプラゾール, リスペリドン, ブロナンセリン, クロザピン, パリペリドン, ドネペジル, フレカイニド, エレトリプタン, ジヒドロピリジン系Ca拮抗薬, オンダンセトロン, 副腎皮質ホルモン, 黄体・卵胞ホルモン, ソリフェナシン, ワルファリン, 免疫抑制薬, 抗悪性腫瘍薬, ドキシサイクリン, HIVプロテアーゼ阻害薬, マラビロク, デラビルジン, エトラビリン, プラジカンテル, エプレレノン, シルデナフィル, タダラフィル, ジエノゲスト, アプレピタント, ジゴキシン, 非脱分極性筋弛緩薬, ラモトリギン, アルベンダゾール, ダビガトラン
（その他の副）眠気, ふらつき, めまい, 発疹, 運動失調, 脱力, 頭痛, 口渇, 複視, 食欲不振など

備考1	備考2
気分安定薬	
注 中毒，脱水，併用薬による血清リチウム濃度上昇に注意． 相 ↑利尿薬/カルバマゼピン（精神神経症状発現）/ハロペリドール・その他の向精神薬（心電図変化など発現）/ACE阻害薬・NSAIDs（リチウム中毒）/SSRI（セロトニン症候群）/電気痙攣療法（痙攣遷延，せん妄など）/↑麻酔用筋弛緩薬 その他の副 振戦，脱力，倦怠感，浮腫，血糖上昇，脱水，皮疹，頭蓋内圧亢進など	半減期 200mg内服で18時間 代謝 【代謝を受けない】 【蛋白と結合しない】
抗てんかん薬	
＊1 欄外に記載	半減期 単回内服で36時間，反復内服で16〜24時間 代謝酵素 CYP3A4で代謝/CYP1A2, CYP2C9, CYP2C19, CYP3A4, グルクロン酸転移酵素を誘導 蛋白結合率 70〜80%
注❷ 漫然と投与しない 禁 頭痛発作発現時は発作治療薬を頓用 相 ↓カルバペネム系薬 併注 ↓↑↓フェニトイン，カルバマゼピン/↓↑バルビツール酸系薬/↑サリチル酸系薬，エリスロマイシン，シメチジン，クロバザム/↑エトスクシミド，アミトリプチリン，ノルトリプチリン，ベンゾジアゼピン系薬，ワルファリン/クロナゼパム（アブサンス重積）/ラモトリギン（半減期延長） その他の副 傾眠，失調，抑うつ，頭痛，嘔気，食欲不振，食欲亢進，胃不快感，好酸球増加，脱毛，倦怠感，歯肉肥厚，夜尿・頻尿，尿失禁，発熱など	半減期 600mg空腹時内服で9.5時間 蛋白結合率 80〜92%
注 相 バルプロ酸ナトリウム参照 禁 噛み砕くと溶出が加速されるので噛み砕かない．白色の残渣が糞便中に排泄	半減期 （デパケンR）600mg空腹時内服で13時間 蛋白結合率 80〜92%
警 皮膚粘膜眼症候群，中毒性表皮壊死融解症など重篤な皮膚障害の恐れ 相 ↓バルプロ酸/↑本剤のグルクロン酸抱合誘導薬，アタザナビル，リトナビル/↓↑↓経口避妊薬/カルバマゼピン（めまい，失調など）/リスペリドン（傾眠） その他の副 発疹，めまい，傾眠，肝機能検査値異常など	半減期 約31〜38時間 代謝酵素 グルクロン酸転移酵素で代謝 蛋白結合率 53.1〜56.2%

＊2：（ラモトリギンの用量）
❶（VPA併用時）1, 2週間目：1回25mg，隔日．3, 4週目：1日1回25mg．その後：1〜2週間ごとに25〜50mgずつ漸増．維持：1回50〜100mg，1日2回
小児 1, 2週間目：1日1回0.15mg/kg．3, 4週目：1日1回0.3mg/kg．その後：1〜2週間ごとに最大0.3mg/kgずつ漸増．本剤のグルクロン酸抱合誘導薬併用時の維持：1回0.5〜2.5mg/kg．非併用時の維持：1回0.5〜1.5mg/kg，1日2回．最大：200mg/日
（VPA非併用時）グルクロン酸抱合誘導薬併用時は1, 2週間目：1回50mg．3, 4週目：1回50mg，1日2回．その後：1〜2週間ごとに最大100mgずつ漸増．維持：1回100〜200mg，1日2回
小児 1, 2週間目：1日1回0.3mg/kg．3, 4週目：1回0.6mg/kg，1日2回．その後：1〜2週間ごとに最大1.2mg/kgずつ漸増．維持：1回2.5〜7.5mg/kg，1日2回．最大：400mg/日
❷ 1, 2週間目：1回25mg．3, 4週目：50mg/日，1〜2回分割．5週目：100mg/日，1〜2回分服．6週目以降の維持：200mg/日，1〜2回分割．増量は1週間以上あけ最大100mgずつ漸増．最大：400mg/日，1〜2回分割
（VPA併用時）1, 2週間目：1回25mg，隔日．3, 4週目：1日1回25mg．5週目：50mg/日，1〜2回分割．6週目以降の維持：100mg/日，1〜2回分割．増量は1週間以上あけ最大50mgずつ漸増．最大200mg/日，1〜2回分割
（VPA非併用時）グルクロン酸抱合誘導薬併用時は1, 2週間目：1回50mg．3, 4週目：1回50mg，1日2回．5週目：1回100mg，1日2回．6週目：1回150mg，1日2回．7週目以降の維持：1回150〜200mg，1日2回．増量は1週間以上あけ最大100mgずつ漸増．最大：400mg/日，2回分割

（2012.8. 現在）

表1-6　認知症治療薬の薬剤一覧

一般名	商品名（会社名）	組成・剤形・容量	用量	適応症
コリンエステラーゼ阻害薬					
ドネペジル塩酸塩	アリセプト（エーザイ）	細粒：0.5％（5mg/g） 錠：3mg，5mg，10mg D錠：3mg，5mg，10mg（口腔内崩壊錠） 内服ゼリー：3mg，5mg，10mg	（ドネペジル塩酸塩として） 1日1回3mgから開始，1～2週間後に5mgに増量 高度：5mgで4週間以上経過後に10mgに増量	アルツハイマー型認知症における認知症状の進行抑制
	後発*：ドネペジル塩酸塩「アメル」「サワイ」「日医工」「BMD」「DSEP」「DSP」「EE」「FFP」「JG」「KO」「NP」「TCK」「TSU」「YD」「ZE」「オーハラ」「ケミファ」「サンド」「タイヨー」「タカタ」「タナベ」「トーワ」「マイラン」「モチダ」「科研」「杏林」			
ガランタミン臭化水素酸塩	レミニール（ヤンセン）	錠：4mg，8mg，12mg OD錠：4mg，8mg，12mg 内用液：4mg/mL	1回4mg，1日2回から開始，4週間後に1回8mg，1日2回に増量．変更前の用量で4週間以上投与後，1回12mg，1日2回まで増量可	軽度および中等度のアルツハイマー型認知症における認知症状の進行抑制
リバスチグミン	イクセロン（ノバルティス） リバスタッチ（小野）	パッチ：4.5mg，9mg，13.5mg，18mg	1日1回4.5mgから開始，4週ごとに4.5mgずつ増量．1日1回18mgで維持．背部，上腕部，胸部のいずれかに貼付，24時間ごとに貼り替える	軽度および中等度のアルツハイマー型認知症における認知症状の進行抑制
NMDA受容体アンタゴニスト					
メマンチン塩酸塩	メマリー（第一三共）	錠：5mg，10mg，20mg	1日1回5mgから開始，1週間に5mgずつ増量，1日1回20mgで維持	中等度および高度アルツハイマー型認知症における認知症状の進行抑制

備考1	備考2
コリンエステラーゼ阻害薬	
注 心疾患や電解質異常のある患者は，重篤な不整脈に移行しないよう十分観察．他のChE阻害作用を有する同効薬と併用不可．（ドネペジル）3mg/日投与時は消化器系副作用発現防止のため原則1～2週間超えて使用しない． 患 副作用は初期に多く，下痢・嘔吐などは慣れとともに多くは改善．副作用防止のため低用量から開始，維持量まで増量するが症状の悪化ではない．[D錠]寝たままの状態では水なしで服用させない 相 ↑スキサメトニウム/↑↑コリン賦活薬，ChE阻害薬/↑イトラコナゾール，エリスロマイシン，キニジン/↓カルバマゼピン，デキサメタゾン，フェニトイン，フェノバルビタール，リファンピシン/↓↓中枢性・アトロピン系抗コリン薬/NSAIDs(消化性潰瘍) その他の副 LDH・AST・ALT・ALP・CK上昇，食欲不振，嘔気，興奮，不眠，眠気，徘徊，振戦，頭痛，Ht・Plt減少など	半減期 5mg錠内服で89時間，5mgD錠内服で70時間 代謝酵素 CYP3A4，CYP2D6 蛋白結合率 92.6%
「興和テバ」「日新」「明治」 （＊高度アルツハイマー型認知症患者への用法は[アリセプトのみ]適応）	
注 ドネペジル参照＋8mg/日投与は原則4週間を超えない 患 ドネペジル参照 相 ↑↑コリン作動薬，ChE阻害薬，ジゴキシン，β遮断薬/↑スキサメトニウム/↓↓抗コリン薬/↑アミトリプチリン，フルボキサミン，パロキセチン，キニジン，イトラコナゾール，エリスロマイシン その他の副 鼻咽頭炎，貧血，食欲不振・減退，不眠症，頭痛，霧視，耳鳴，心室性期外収縮，高血圧，咳嗽，悪心・嘔吐，下痢，倦怠感，体重減少，CK上昇，転倒・転落など	半減期 8～9.4時間 代謝酵素 CYP2D6，CYP3A4 蛋白結合率 17.8%
注 ドネペジル参照＋18mg/日まで増量 患 ドネペジル参照＋貼付箇所を毎回変更 相 ↑↑コリン作動薬，ChE阻害薬/↓↑抗コリン薬/↑サクシニルコリン系薬 その他の副 貧血，食欲不振，糖尿病，不眠症，めまい，頭痛，高血圧，嘔吐，悪心，下痢，腹痛，胃炎など	除去後の 半減期 2～3時間 代謝酵素 CYPの関与はわずか 蛋白結合率 36～48%
NMDA受容体アンタゴニスト	
注 副作用（めまいなど）は初期に多い 相 ↑ドパミン作動薬/↓ヒドロクロロチアジド/↑腎尿細管分泌による排泄薬，尿アルカリ化剤/↓↑NMDA受容体拮抗薬 その他の副 発疹，めまい，頭痛，頻脈，尿失禁，肝機能異常，便秘，食欲不振，血圧上昇，血糖値・CK上昇，転倒，浮腫，体重減少など	半減期 55～71時間，（健康高齢者）61～82時間 代謝酵素 CYPでは代謝されにくい 蛋白結合率 41～46%

(2012.8. 現在)

2 各薬剤の禁忌，重大な副作用

表2-1-1 抗うつ薬の禁忌

分類	一般名 (主な商品名)	警告	緑内障	本剤に過敏性	三環系抗うつ薬に対し過敏症	心筋梗塞の回復初期	尿閉	MAO阻害剤を投与中
三環系抗うつ薬	イミプラミン塩酸塩 (トフラニール)		●	●	●	●	●	●
	クロミプラミン塩酸塩 (アナフラニール)		●	●	●	●	●	●
	アミトリプチリン塩酸塩 (トリプタノール)		●	●	●	●	●	●
	ノルトリプチリン塩酸塩 (ノリトレン)		●	●	●	●	●	●
	アモキサピン (アモキサン)		●	●	●	●	●	●
	トリミプラミンマレイン酸塩 (スルモンチール)		●	●	●	●	●	●
	ロフェプラミン塩酸塩 (アンプリット)		●	●	●	●	●	●
	ドスレピン塩酸塩 (プロチアデン)		●	●	●	●	●	●
四環系抗うつ薬	マプロチリン塩酸塩 (ルジオミール)		●	●		●	●	●
	ミアンセリン塩酸塩 (テトラミド)			●				●
	セチプチリンマレイン酸塩 (テシプール)			●				●
SSRI	フルボキサミンマレイン酸塩 (デプロメール，ルボックス)			●				●
	パロキセチン塩酸塩水和物 (パキシル，パキシルCR)	●*		●				●
	塩酸セルトラリン (ジェイゾロフト)			●				●
	エスシタロプラムシュウ酸塩 (レクサプロ)			●				●
SNRI	ミルナシプラン塩酸塩 (トレドミン)			●			●	●
	デュロキセチン塩酸塩 (サインバルタ)			●				●
NaSSA	ミルタザピン (リフレックス，レメロン)			●				●
その他	トラゾドン (レスリン，デジレル)			●				

2. 各薬剤の禁忌, 重大な副作用

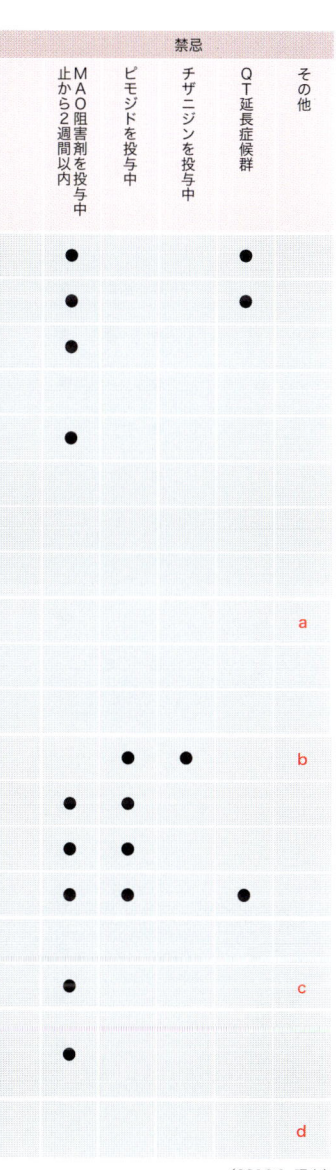

(スルピリド[商品名 ドグマチール, アビリット]は削除した)

MAO阻害剤を投与中止から2週間以内	ピモジドを投与中	チザニジンを投与中	QT延長症候群	その他
●			●	
●			●	
●				
●				
				a
	●	●		b
●	●			
●	●			
●	●		●	
●				c
●				
				d

a:てんかんなどの痙攣性疾患または既往
b:チオリダジン, ラメルテオンを投与中
c:高度の肝障害, 高度の腎障害, コントロール不良の閉塞隅角緑内障
d:サキナビルを投与中
*:海外で実施したプラセボ対象試験において有効性を確認できなかったとの報告, また, 自殺に関するリスクが増加するとの報告もあるので, 本剤を18歳未満の大うつ病性障害患者に投与する際には適応を慎重に検討すること

(2012.8. 現在)

表2-1-2 抗うつ薬の重大な副作用

分類	一般名 (主な商品名)	悪性症候群	セロトニン症候群	てんかん発作	横紋筋融解症	無顆粒球症	汎血球減少	白血球減少	好中球減少	血小板減少	麻痺性イレウス	間質性肺炎、好酸球性肺炎	抗利尿ホルモン不適合分泌症候群(SIADH)
三環系抗うつ薬	イミプラミン塩酸塩 (トフラニール)	●	●	●		●					●	●	●
	クロミプラミン塩酸塩 (アナフラニール)	●	●	●	●	●							●
	アミトリプチリン塩酸塩 (トリプタノール)	●	●								●		●
	ノルトリプチリン塩酸塩 (ノリトレン)			●		●					●		
	アモキサピン (アモキサン)	●									●		
	トリミプラミンマレイン酸塩 (スルモンチール)	●									●		
	ロフェプラミン塩酸塩 (アンプリット)	●											
	ドスレピン塩酸塩 (プロチアデン)	●											●
四環系抗うつ薬	マプロチリン塩酸塩 (ルジオミール)	●			●	●					●	●	
	ミアンセリン塩酸塩 (テトラミド)	●				●							
	セチプチリンマレイン酸塩 (テシプール)												
SSRI	フルボキサミンマレイン酸塩 (デプロメール, ルボックス)	●	●					●		●			●
	パロキセチン塩酸塩水和物 (パキシル, パキシルCR)	●	●										●
	塩酸セルトラリン (ジェイゾロフト)	●	●										●
	エスシタロプラムシュウ酸塩 (レクサプロ)												●
SNRI	ミルナシプラン塩酸塩 (トレドミン)	●	●					●					●
	デュロキセチン塩酸塩 (サインバルタ)	●	●										●
NaSSA	ミルタザピン (リフレックス, レメロン)		●			●			●				●
その他	トラゾドン (レスリン, デジレル)	●	●		●						●		

a：ショックのみ
b：心筋梗塞　顔・舌部の浮腫　骨髄抑制
c：急性汎発性発疹性膿疱症
d：意識障害
e：多形紅斑

（スルピリド［一般名　ドグマチール，アビリット］は削除した）

重大な副作用

心不全	QT延長	心室頻拍	心室細動	心室性期外収縮	重篤な肝機能障害	肝機能障害・黄疸	幻覚	せん妄	錯乱	妄想	痙攣	遅発性ジスキネジア	皮膚粘膜眼症候群(Stevens-Johnson症候群)	中毒性皮膚壊死症(Lyell症候群)	ショック・アナフィラキシー様症状	持続性勃起	その他
	●	●	●			●											
	●	●	●													a (注射のみ)	
							●	●	●		●						b
						●	●	●	●	●	●				●		c
							●	●	●								
	●	●				●					●						
						●											
						●	●	●	●		●				●		d
					●	●	●	●	●		●				●		e
						●					●				●	f	g
	●	●					●				●				●		h
						●					●				●	f	i
						●					●				●		e
	●	●	●				●				●				●		

f：アナフィラキシー様症状のみ
g：昏睡
h：重篤な皮膚障害
i：高血圧クリーゼ，尿閉，肝炎

（2012.8. 現在）

表2-2-1　抗精神病薬の禁忌

分類	一般名（主な商品名）	昏睡状態	循環虚脱状態	バルビツール酸誘導体等の中枢神経抑制剤の強い影響下にある患者	麻酔剤等の中枢神経抑制剤の強い影響下にある患者	アドレナリンを投与中	重症の心不全	パーキンソン病	妊婦または妊娠の可能性	フェノチアジン系化合物およびその類似化合物に対し過敏症	ブチロフェノン系化合物に対し過敏症
定型抗精神病薬	*フェノチアジン系*										
	クロルプロマジン塩酸塩（ウインタミン・コントミン）	●	●	●	●	●	●			●	
	レボメプロマジンマレイン酸塩（ヒルナミン・レボトミン）	●	●	●	●	●	●			●	
	ペルフェナジン（ピーゼットシー, トリラホン）	●	●	●	●	●	●			●	
	ブチロフェノン系										
	ハロペリドール（セレネース）	●	●	●		●		●			●
	ブロムペリドール（インプロメン）	●	●	●		●	●	●			●
	ベンザミド系										
	スルピリド（ドグマチール, アビリット, ミラドール）										
	ネモナプリド（エミレース）	●		●				●			
	チアプリド塩酸塩（グラマリール）										
非定型抗精神病薬	*SDA*										
	リスペリドン（リスパダール, リスパダールコンスタ）	●	●			●					
	ペロスピロン塩酸塩水和物（ルーラン）	●									
	ブロナンセリン（ロナセン）										
	パリペリドン（インヴェガ）										
	MARTA										
	オランザピン（ジプレキサ, ジプレキサザイディス）	●				●					
	クエチアピンフマル酸塩（セロクエル）	●									
	クロザピン（クロザリル）a	●	●	●	●	●					
	DSS										
	アリピプラゾール（エビリファイ）	●	●			●					
その他	ゾテピン（ロドピン）	●	●	●	●	●			●		
	ピモジド（オーラップ）	●	●		●			●			
	モサプラミン塩酸塩（クレミン）	●	●	●	●	●					

a：CPMS登録前（4週間以内）の血液検査で白血球数4,000/mm³未満または好中球2,000/mm³未満の患者，CPMSの規定を遵守できない患者，CPMS血液検査中止基準で本剤投与中止経験のある患者，無顆粒球症・重度の好中球減少症既往歴のある患者，骨髄機能障害のある患者，骨髄抑制の可能性のある薬剤投与中または放射線療法・化学療法等骨髄抑制を起こす可能性のある方法で治療中の患者，持効性抗精神病薬投与中の患者，重度の痙攣性疾患または治療で管理不十分なてんかん患者，アルコール・薬物の急性中毒患者，重度の心疾患・腎障害・肝障害のある患者，麻痺性イレウスのある患者

2. 各薬剤の禁忌，重大な副作用

	禁忌													その他
	本剤に対し過敏症	先天性QT延長症候群，またその家族歴のある患者・不整脈	QT延長を起こしやすい	CYP3A4を阻害する薬剤，パロキセチン，フルボキサミンを投与中	内因性うつ病の患者	プロラクチン分泌性の下垂体腫瘍（プロラクチノーマ）	褐色細胞腫の疑い	QT延長を起こすことが知られている薬剤（*）を投与中	糖尿病	アゾール系抗真菌剤，HIVプロテアーゼ阻害剤を投与中	クロザピンを投与中の患者	リスペリドンに対し過敏症	Ccr50mL/分未満	イミノジベンジル化合物に対し過敏症	

フェノチアジン系

ブチロフェノン系
- ●
- ●

ベンザミド系
- ● （プロラクチン分泌性の下垂体腫瘍，褐色細胞腫の疑い）
- ● （プロラクチン分泌性の下垂体腫瘍）

SDA
- ●
- ●
- ●
- ●（糖尿病） (注射のみ)
- ● ● （Ccr50mL/分未満，リスペリドンに対し過敏症）

MARTA
- ● ●（QT延長を起こすことが知られている薬剤を投与中，糖尿病）
- ● ●（QT延長を起こすことが知られている薬剤を投与中，糖尿病） — a

DSS
- ●
- ● ● ● ● ●（QT延長を起こすことが知られている薬剤を投与中） — b
- ●（イミノジベンジル化合物に対し過敏症）

b：低カリウム・マグネシウム血症，著明な徐脈，クラリスロマイシン・エリスロマイシンを投与中の患者　　　　　（2012.8. 現在）
＊QT延長を起こすことが知られている薬剤：チオリダジン，イミプラミン，ピモジドなど

表2-2-2 抗精神病薬の重大な副作用

分類	一般名（主な商品名）	悪性症候群	突然死	再生不良性貧血	溶血性貧血	無顆粒球症・白血球減少	麻痺性イレウス	遅発性ジスキネジア	遅発性ジストニア	抗利尿ホルモン不適合分泌症候群	眼障害	SLE様症状
	フェノチアジン系											
定型	クロルプロマジン塩酸塩（ウインタミン・コントミン）	●	●	●	●	●	●	●	●	●	●	●
定型	レボメプロマジンマレイン酸塩（ヒルナミン・レボトミン）	●	●		●	●		●	●		●	●
定型	ペルフェナジン（ピーゼットシー，トリラホン）	●				●	●	●	●		●	
	ブチロフェノン系											
定型	ハロペリドール（セレネース）	●				●	●	●	●	●		
定型	ブロムペリドール（インプロメン）	●				●	●	●	●			
	ベンザミド系											
定型	スルピリド（ドグマチール，アビリット，ミラドール）	●				●		●				
定型	ネモナプリド（エミレース）	●										
定型	チアプリド塩酸塩（グラマリール）	●										
	SDA											
非定型	リスペリドン（リスパダール，リスパダールコンスタ）	●				●	●	●		●		
非定型	ペロスピロン塩酸塩水和物（ルーラン）	●										
非定型	ブロナンセリン（ロナセン）	●										
非定型	パリペリドン（インヴェガ）	●										
	MARTA											
非定型	オランザピン（ジプレキサ，ジプレキサザイディス）	●				●		●	●			
非定型	クエチアピンフマル酸塩（セロクエル）	●										
非定型	クロザピン（クロザリル）	●										
	DSS											
非定型	アリピプラゾール（エビリファイ）	●				●	●	●				
その他	ゾテピン（ロドピン）	●										
その他	ピモジド（オーラップ）	●				●						
その他	モサプラミン塩酸塩（クレミン）	●				●		●				

a：昏睡
b：持続勃起症
c：好中球減少症，心筋症，心嚢液貯留，てんかん発作，ミオクローヌス発作，循環虚脱，劇症肝炎，肝炎，胆汁うっ滞性黄疸，腸閉塞

2. 各薬剤の禁忌，重大な副作用

	横紋筋融解症	痙攣	低ナトリウム血症	心室頻拍	心電図異常・QT延長	心筋炎，心膜炎	不整脈	起立性低血圧，失神	肝機能障害，黄疸	高血糖	糖尿病性ケトアシドーシス	糖尿病性昏睡	低血糖	脳血管障害	アナフィラキシー様症状	肺塞栓症，深部静脈血栓症	血小板減少	心室細動	その他
重大な副作用																			
フェノチアジン系																			
	●			●					●							●			
	●															●			
																●			
ブチロフェノン系																			
	●			●												●		●	
	●															●		●	
ベンザミド系																			
		●		●	●				●							●			
									●							●			
		●		●	●														a
SDA																			
	●				●		●	●	●	●			●			●			b
	●	●																	
	●																		
	●				●		●	●	●	●			●			●			b
MARTA																			
	●	●							●	●	●	●	●			●			
	●	●							●	●	●	●	●			●			
	●			●	●		●									●			c
DSS																			
	●	●							●		●	●			●		●		
		●			●												●		
		●	●	●													●		
																	●		

（2012.8. 現在）

表2-3 抗不安薬の禁忌，重大な副作用

分類	一般名 (主な商品名)	禁忌							重大な副作用
		(急性狭隅角)緑内障	重症筋無力症の患者	ベンゾジアゼピン系化合物に対して過敏症	本剤の成分に対し過敏症	リトナビル(HIVプロテアーゼ阻害剤)を投与中	HIVプロテアーゼ阻害剤(インジナビル等)を投与中	その他	依存性・薬物依存
ベンゾジアゼピン系抗不安薬	クロチゼパム (リーゼ)	●	●						●
	エチゾラム (デパス)	●	●						●
	フルタゾラム (コレミナール)	●	●						●
	アルプラゾラム (コンスタン，ソラナックス)	●	●		●		●		●
	ロラゼパム (ワイパックス)	●	●		●				●
	ブロマゼパム (レキソタン，セニラン)	●	●		●				●
	ジアゼパム (セルシン，ホリゾン)	●	●			●		a	●
	クロキサゾラム (セパゾン)	●	●		●				●
	フルジアゼパム (エリスパン)	●	●						●
	クロルジアゼポキシド (コントール，バランス)	●	●						●
	オキサゾラム (セレナール)	●	●		●				●
	メダゼパム (レスミット)	●	●						●
	メキサゾラム (メレックス)	●	●						●
	クロラゼプ酸ニカリウム (メンドン)	●	●			●			●
	ロフラゼプ酸エチル (メイラックス)	●	●	●					●
	フルトプラゼパム (レスタス)	●	●						●
セロトニン1A部分作動薬	タンドスピロン (セディール)								

a：(注射のみ) ショック，昏睡，バイタルサインの悪い急性アルコール中毒
b：(注射のみ) 舌根沈下による上気道閉塞，循環性ショック

2. 各薬剤の禁忌, 重大な副作用

離脱症状	刺激興奮	錯乱	幻覚	呼吸抑制	炭酸ガスナルコーシス	(ショック)・アナフィラキシー様症状	(重篤な)肝機能障害・黄疸	悪性症候群	横紋筋融解症	間質性肺炎	セロトニン症候群	その他
●							●					
●				●	●		●	●	●	●	●	
●	●	●										
●	●	●				●	●					
●	●	●										
●	●	●										
●	●	●										
●	●	●		●								
●	●											
●	●	●										
●	●	●		●								
●	●	●										
●	●	●										
●	●	●										
●	●	●	●	●								
●												
							●	●		●		

(2012.8. 現在)

表2-4-1　睡眠薬の禁忌

分類	一般名（主な商品名）	警告	本剤の成分に対し過敏症	急性狭隅角緑内障	重症筋無力症	バルビツール酸系化合物に対し過敏症	ボリコナゾールを投与中
ベンゾジアゼピン系睡眠薬	トリアゾラム（ハルシオン）	●*	●	●	●		
	ブロチゾラム（レンドルミン）			●	●		
	ロルメタゼパム（ロラメット・エバミール）		●	●	●		
	リルマザホン塩酸塩水和物（リスミー）		●	●	●		
	フルニトラゼパム（サイレース・ロヒプノール）		●	●	●		
	ニトラゼパム（ベンザリン・ネルボン）		●	●	●		
	エスタゾラム（ユーロジン）						
	ニメタゼパム（エリミン）			●	●		
	クアゼパム（ドラール）		●	●	●		
	フルラゼパム塩酸塩（ベノジール・ダルメート）		●	●	●		
	ハロキサゾラム（ソメリン）				●		
非ベンゾジアゼピン系睡眠薬	ゾルピデム酒石酸塩（マイスリー）	●*	●		●		
	ゾピクロン（アモバン）	●*	●		●		
	エスゾピクロン（ルネスタ）	●*	●		●		
バルビツール酸系睡眠薬	ペントバルビタールカルシウム（ラボナ）					●	
	アモバルビタール（イソミタール）					●	
	バルビタール（バルビタール）					●	●
	セコバルビタールナトリウム（アイオナール・ナトリウム）					●	
	フェノバルビタール（フェノバール）		●			●	●
メラトニン受容体作動薬	ラメルテオン（ロゼレム）		●				
その他	ブロモバレリル尿素（ブロバリン）		●				

a：急性間欠性ポルフィリン症の患者，タダラフィル（アドシルカ）を投与中の患者，［エリキシルのみ］ジスルフィラム，シアナミド，プロカルバジン塩酸塩を投与中の患者
b：フルボキサミンマレイン酸塩を投与中の患者

2. 各薬剤の禁忌，重大な副作用

	禁忌						
その他	重篤な肝障害	睡眠時無呼吸症候群	ベンゾジアゼピン系化合物に対し過敏症	リトナビル（HIV プロテアーゼ阻害剤）を投与中	イトラコナゾール，フルコナゾール，ホスフルコナゾール，ボリコナゾール，ミコナゾール	ルナビル・リトナビル，HIV プロテアーゼ阻害剤（インジナビル，ネルフィナビル，サキナビル，アタザナビル，ホスアンプレナビル，ダルナビル，ロピナビルなど），エファビレンツを投与中の患者

*：本剤の服用後に，もうろう状態，睡眠随伴症状（夢遊症状等）があらわれることがある．また，入眠までの，あるいは中途覚醒時の出来事を記憶していないことがあるので注意すること．

(2012.8. 現在)

表 2-4-2　睡眠薬の重大な副作用

分類	一般名 (主な商品名)	依存症・薬物依存	禁断症状・退薬症候・離脱症状	皮膚粘膜眼症候群(Stevens-Johnson症候群)	中毒性表皮壊死症(Lyell症候群)	紅皮症(脱性皮膚炎)	過敏症症候群	顆粒球減少・血小板減少	無顆粒球症	肝機能障害
ベンゾジアゼピン系睡眠薬	トリアゾラム(ハルシオン)	●	●							●
	ブロチゾラム(レンドルミン)									
	ロルメタゼパム(ロラメット・エバミール)	●	●							
	リルマザホン塩酸塩水和物(リスミー)									
	フルニトラゼパム(サイレース・ロヒプノール)	●	●							●
	ニトラゼパム(ベンザリン・ネルボン)	●	●							●
	エスタゾラム(ユーロジン)	●	●						●	
	ニメタゾラム(エリミン)	●	●							
	クアゼパム(ドラール)	●	●							
	フルラゼパム塩酸塩(ベノジール・ダルメート)	●	●							
	ハロイサゾラム(ソメリン)	●	●							
非ベンゾジアゼピン系睡眠薬	ゾルピデム酒石酸塩(マイスリー)	●	●							●
	ゾピクロン(アモバン)	●	●							●
	エスゾピクロン(ルネスタ)	●	●							●
バルビツール酸系睡眠薬	ペントバルビタールカルシウム(ラボナ)	●	●	●						
	アモバルビタール(イソミタール)			●						
	バルビタール(バルビタール)			●						
	セコバルビタールナトリウム(アイオナール・ナトリウム)	●	●	●						
	フェノバルビタール(フェノバール)	●	●	●	●	●	●		●	
メラトニン受容体作動薬	ラメルテオン(ロゼレム)									
その他	ブロモバレリル尿素(ブロバリン)	●	●							

a：ショック
b：[注射] 無呼吸，呼吸抑制，舌根沈下，錯乱
c：チアノーゼ
d：[注射] 局所壊死

2. 各薬剤の禁忌，重大な副作用

肝炎	黄疸	呼吸抑制	炭酸ガスナルコーシス	精神症状	一過性前向性健忘・もうろう状態	刺激興奮・錯乱	横紋筋融解症	悪性症候群 (Syndrome malin)	意識障害	思考異常・勃起障害・興奮・運動失調・運動機能低下・錯乱・協調異常・言語障害・振戦	アナフィラキシー様症状	その他	
											重大な副作用		
●	●	●	●	●	●	●					●		a
	●												
		●	●			●							
		●	●			●							
		●	●	●	●	●	●	●	●				b
		●	●	●		●							
			●	●		●							
			●	●		●			●				
			●	●									
			●	●									
		●	●	●	●				●				
		●	●	●	●				●		●		
		●	●	●	●				●		●		
		●											c
		●											d
											●		

(2012.8. 現在)

表2-5-1 気分安定薬の禁忌

分類	一般名(和)	てんかんなどの脳波異常、重篤な心疾患	腎障害	衰弱又は脱水状態	発汗または下痢を伴う疾患	食塩制限患者	妊婦	三環系抗うつ薬過敏症	重篤な血液障害	房室ブロック(Ⅱ度以上)	高度徐脈	ボリコナゾール、タダラフィル投与中
気分安定薬	炭酸リチウム(リーマス)	●	●	●	●	●	●					
抗てんかん薬	カルバマゼピン(テグレトール)							●	●	●	●	●
抗てんかん薬	バルプロ酸ナトリウム(デパケン)											
抗てんかん薬	バルプロ酸ナトリウム徐放剤(デパケンR、セレニカR)											
抗てんかん薬	ラモトリギン(ラミクタール)											

表2-5-2 気分安定薬の重大な副作用

分類	一般名(商品名)	リチウム中毒	悪性症候群	徐脈	腎性尿崩症	認知症様症状	意識障害	再生不良性貧血	溶血性貧血・赤芽球癆・汎血球減少・血小板減少・顆粒球減少	皮膚粘膜眼症候群、中毒性表皮壊死融解症	紅皮症・SLE様症状	過敏症症候群
気分安定薬	炭酸リチウム(リーマス)	●	●	●	●	●	●					
抗てんかん薬	カルバマゼピン(テグレトール)		●	●				●	●	●		●
抗てんかん薬	バルプロ酸ナトリウム(デパケン)					●	●*		●	●		●
抗てんかん薬	バルプロ酸ナトリウム徐放剤(デパケンR、セレニカR)					●	●*		●	●		●
抗てんかん薬	ラモトリギン(ラミクタール)							●		●		●

＊：高アンモニア血症を伴う意識障害

2. 各薬剤の禁忌, 重大な副作用

	禁忌				副作用														
	ポルフィリン症	重篤な肝障害	カルバペネム系薬, 尿素サイクル異常症	本剤に対し過敏症	肝炎	肝障害・黄疸	脂肪肝	急性腎不全	PIE症候群	間質性肺炎	血栓塞栓症	アナフィラキシー反応	うっ血性心不全・房室ブロック・洞機能不全	SIADH	無菌性髄膜炎	急性膵炎	間質性腎炎	ファンコニー症候群	脳萎縮・パーキンソン様症状	横紋筋融解症
	●			●		●	●	●	●	●	●	●	●	●		●		●	●	●
		●	●	●	●	●								●	●	●	●	●		
		●	●		●	●														
			●		●	●														

(2012.8. 現在)

表2-6-1 認知症治療薬の禁忌

分類	一般名(商品名)	ピペリジン系薬過敏症	カルバメート系誘導体過敏症	本剤に対し過敏症
抗コリンエステラーゼ阻害薬	ドネペジル塩酸塩(アリセプト)	●		●
抗コリンエステラーゼ阻害薬	ガランタミン臭化水素酸塩(レミニール)			●
抗コリンエステラーゼ阻害薬	リバスチグミン(イクセロン,リバスタッチ)		●	●
NMDA受容体アンタゴニスト	メマンチン塩酸塩(メマリー)			●

表2-6-2 認知症治療薬の重大な副作用

分類	一般名(商品名)	失神	幻覚・せん妄・妄想	激越・錯乱	攻撃性	徐脈	心ブロック	狭心症	QT延長	心筋梗塞・心不全	洞不全症候群
抗コリンエステラーゼ阻害薬	ドネペジル塩酸塩(アリセプト)	●				●	●		●	●	
抗コリンエステラーゼ阻害薬	ガランタミン臭化水素酸塩(レミニール)	●				●			●		
抗コリンエステラーゼ阻害薬	リバスチグミン(イクセロン,リバスタッチ)	●	●			●	●	●		●	●
NMDA受容体アンタゴニスト	メマンチン塩酸塩(メマリー)	●	●	●	●						

2. 各薬剤の禁忌，重大な副作用

重大な副作用														
消化性潰瘍	十二指腸潰瘍穿孔	消化管出血	重度の嘔吐	肝炎・肝障害	黄疸	痙攣発作	脳性発作	脳血管障害	錐体外路障害	悪性症候群	脱水	横紋筋融解症	呼吸困難	急性膵炎	急性腎不全	突然死
●	●	●		●	●		●	●	●	●		●	●	●	●	●
				●												
●	●	●	●	●		●	●				●					
				●												

(2012.8. 現在)

禁忌・重大な副作用（認知症治療薬）

参考文献・資料

1) 尾崎紀夫ほか：うつ病．Rp. レシピ **8**：317-338, 2009
2) 平成13年睡眠障害の診断・治療ガイドライン研究班報告
3) 稲垣　中，稲田俊也：2006年版向精神薬等価換算．臨精薬理 **9**：1443-1447, 2006
4) 日本薬剤師会：薬局におけるハイリスク薬の薬学的管理指導に関する業務ガイドライン，第2版，2011．〈http://www.nichiyaku.or.jp/action/wp-content/uploads/2011/05/high_risk_guideline_2nd.pdf〉
5) 石郷岡　純ほか：チームで変える第二世代抗精神病薬による統合失調症治療，中山書店，東京，2006
6) Hyttel J et al：The pharmacology of citalopram. Rev Contemp Pharmacother **6**：271-285, 1995
7) Moller HJ：Are all antidepressants the same? J Clin Psychiatory **61**［Suppl 6］：24-28, 2000
8) 関根瑞保ほか：脳機能からみたSNRIの効果．SNRIのすべて，第2版，先端医学社，東京，p79-83, 2011
9) 八木鋼平，渡邊衡一郎：抗精神病薬（神経遮断薬）．精神治療薬大系，上巻，三浦貞則（監），星和書店，東京，p323-450, 2001
10) Kapur S et al：Relationship between dopamine D（2）occupancy, clinical response, and side effects：a double-blind PET study of first-episode schizophrenia. Am J Psychiatry **157**：514-520, 2000
11) 石郷岡　純：統合失調症の薬物療法における多剤併用大量療法とその対策．薬剤師のための精神科薬物療法，薬事日報社，東京，p38-52, 2005
12) NEW薬理学，改訂第6版，南江堂，東京，2011
13) 村崎光邦：睡眠薬開発の歴史と展望．臨精薬理 **4**［増刊号］：9-23, 2001
14) 浦部昌夫ほか：今日の治療薬：解説と便覧2012，南江堂，東京，2012
15) 融　道男：抗うつ薬．向精神薬マニュアル，第2版，医学書院，東京，2001
16) 臨床精神薬理ハンドブック第2版，樋口輝彦ほか（監），医学書院，東京，2009
17) 向精神薬療法：合理的薬物治療の実践，上島国利（編），南江堂，東京，2008
18) 精神科薬物療法の管理，日本病院薬剤師会（監），南山堂，東京，2011
19) 睡眠障害の対応と治療ガイドライン，第2版，内山　真（編），じほう，東

京,2012
20) 吉尾　隆:統合失調症患者への薬学的ケアの実際.新カリキュラム対応研修講義研修テキスト,日本薬剤師研修センター,東京,p55-80,2008
21) 竹内尚子:精神神経用剤のハイリスク管理.日薬師会誌 **63**:955-963,2011

索引

薬剤索引

● 一般名は色文字，商品名は黒字で表記した

アーテン　82
アキネトン　73
アナフラニール　122，129
アミトリプチリン塩酸塩　122，126，129
アモキサピン　122，126，129
アモキサン　122，129
アモバルビタール　167，169
アモバン　21，163
アリセプト　105，109
アリピプラゾール　29，77，157
アルプラゾラム　97，162
アンプリット　122，129
イソミタール　167
イミプラミン塩酸塩　21，122，126，129
エスシタロプラムシュウ酸塩　132，133，134，135
エスゾピクロン　161，163
エスタゾラム　161
エチゾラム　25，161，162，163
エバミール　26，163
エビリファイ　29，77
エリスパン　162
エリミン　163
塩酸セルトラリン　2，6，10，16，88，132-135
オキサゾラム　162
オランザピン　85，153
ガバペンチン エナカルビル　63
ガランタミン臭化水素酸塩　176
カルバマゼピン　172

クアゼパム　161，163
クエチアピンフマル酸塩　81，153
グラマリール　109
クロキサゾラム　29，162
クロザピン　153
クロチアゼパム　33，162
クロミプラミン塩酸塩　122，126，129
クロラゼプ酸ニカリウム　162
クロルジアゼポキシド　162
クロルプロマジン塩酸塩　81，144
コレミナール　162
コンスタン　162
コントール　162
コントミン　81
サイレース　52，163
サインバルタ　25，137
ジアゼパム　162
シアナマイド　112
シアナミド　112
ジェイゾロフト　2，6，10，16，88，134
ジプレキサ　85
スルトプリド塩酸塩　37
スルピリド　139，140-144
スルモンチール　122，129
セチプチリンマレイン酸塩　128，129，130，131
セパゾン　29，162
セルシン　162
セレナール　162
セレネース　77
セロクエル　81

センノシド　22
ゾテピン　144, 147
ゾピクロン　21, 161, 163
ソメリン　163
ソラナックス　97, 162
ゾルピデム酒石酸塩　44, 48, 54, 116, 161, 163
ダルメート　163
炭酸リチウム　37, 172
チアプリド塩酸塩　109
チオペンタールナトリウム　167, 169
テシプール　129
テトラミド　25, 129
デパケンR　41, 77, 85
デパス　25, 162, 163
デプロメール　29, 134
デュロキセチン塩酸塩　25, 136, 137, 138
ドスレピン塩酸塩　122, 127, 129, 105, 109, 176
トフラニール　21, 122, 129
ドラール　163
トラゾドン塩酸塩　33, 139, 142
トリアゾラム　161, 163
トリプタノール　122, 129
トリヘキシフェニジル塩酸塩　82
トリミプラミンマレイン酸塩　122, 126, 129
トレドミン　12, 137
ニトラゼパム　161, 163
ニメタゼパム　161, 163
ネモナプリド　144
ネルボン　163
ノリトレン　122, 129
ノルトリプチリン塩酸塩　122, 126, 129
パキシル　33, 92, 116, 134
パキシルCR　41, 134
バランス　162

パリペリドン　148, 151
ハルシオン　163
バルネチール　37
バルビタール　167
バルプロ酸ナトリウム　41, 77, 85, 172
ハロキサゾラム　161, 163
パロキセチン塩酸塩水和物　33, 41, 92, 116, 132-135
ハロペリドール　77, 144
ビ・シフロール　60
ビペリデン塩酸塩　73
ピモジド　144, 147
フェノバール　167
フェノバルビタール　167, 169
プラミペキソール塩酸塩水和物　60, 63
フルジアゼパム　162
プルゼニド　22
フルタゾラム　162
フルニトラゼパム　52, 161-163
フルボキサミンマレイン酸塩　25, 29, 96, 132-135
フルラゼパム塩酸塩　161, 163
プロチアデン　122, 129
ブロチゾラム　3, 6, 10, 12, 16, 161, 163
ブロナンセリン　81, 148, 151
プロヘパール配合錠　113
ブロマゼパム　37, 93, 162
ブロムペリドール　144
ベノジール　163
ペルフェナジンマレイン酸塩　144
ペロスピロン塩酸塩水和物　148, 151
ベンザリン　163
ペントバルビタールカルシウム　167, 169
ベンラファキシン　138
ホリゾン　162
マイスリー　44, 48, 56, 116, 163

マプロチリン塩酸塩　128，129，130，131
ミアンセリン塩酸塩　25，128-131
ミルタザピン　16，139，142
ミルナシプラン塩酸塩　12，136-36
メイラックス　162
メキサゾラム　162
メダゼパム　162
メマンチン塩酸塩　111，176
メレックス　162
メンドン　162
モサプラミン塩酸塩　144
ユーロジン　163
ラボナ　167
ラボナール　167
ラメルテオン　167-170
ラモトリギン　172
リーゼ　33，162
リーマス　37
リスパダール　64，68，73，100，109
リスペリドン　64，68，73，100，109，148，151
リスミー　33，163
リバスチグミン　176

リフレックス　16
リルマザホン塩酸塩水和物　33，161，163
ルジオミール　129
ルネスタ　163
ルボックス　25，96，134
レキソタン　37，93，162
レクサプロ　134
レスタス　162
レスミット　162
レスリン　33
レボトミン　81
レボメプロマジンマレイン酸塩　81，144
レンドルミン　3，6，10，12，16，163
ロゼレム　167
ロナセン　81
ロヒプノール　163
ロフェプラミン塩酸塩　122，127，129
ロフラゼプ酸エチル　162
ロラゼパム　21，89，162
ロラメット　29，163
ロルメタゼパム　26，29，161，163
ワイパックス　21，89，162

事項索引

― 欧　文 ―

CPMS　155
D_2受容体刺激　60
D_2受容体遮断作用（抗D_2作用）　14，64，77，81，140，144，146
D_2受容体部分作動薬　77
DSA　81
DSS　157
，作用機序　158
EPS　30，146，151

GABA　160，164
5-HT_2受容体拮抗作用　64，81
5-HTトランスポーター　132
MARTA　81，85，153
，受容体作用　154
NaSSA　16，139
，作用機序　141
NMDA受容体拮抗薬　176
QT延長　14，126，135

SARI　139
SDA　64，7，148
SJS　174
SNRI　12，25，73，136
　，特徴　137
SSRI　2，25，29，33，73，88，96，124，132

　，構造　133
　，特徴　134
TCA　122
TDM　37
TEN　174

― 和　文 ―

あ

アカシジア　81，146
悪性症候群　30，71，147
アクチベーションシンドローム　3，8，134，135
アセチルコリンエステラーゼ阻害薬　105，176
アセチルコリン受容体遮断作用　146
アルコール依存症　112
アルツハイマー型認知症　105，109，177
アルデヒド脱水酵素　112
アンジオテンシン変換酵素阻害薬　39

い

胃潰瘍　140
意識障害　71
易刺激性　134
異常運動　60
易怒性　105，177
イミノジベンジル系抗精神病薬　143

う

うつ状態　40
うつ病　2，6，10，20，24，32，55，90
上乗せ・漸減法　79

お

嘔気・嘔吐　14，37，71，105，110，134，138
黄疸　71

横紋筋融解症　31，71
オーバードーズ　49

か

下肢静止不能症候群　60
家族への服薬指導　65，69，102，105，110
過量服薬歴　55
寛解期　43
肝機能障害　71
肝臓蛋白合成能　113

き

奇異反応　165
記憶障害　165
季節の変化　87
キニジン様作用　14
気分安定薬　77，84，172
気分エピソード　172
強迫神経症（強迫性障害）　92，96，133
切り替え　79
起立性低血圧　14，60，126，147
筋弛緩作用　25，50，97，165
禁酒　114

く

クロザリル患者モニタリングサービス　155

け

傾眠　138，142
痙攣閾値　129

痙攣発作　71
化粧品　98
血圧上昇　14, 26
血液透析　39
月経不順（生理不順）　142, 147
血栓塞栓症　151
血中濃度モニタリング　37
血糖値　85
下痢　14, 105, 110, 134, 138
幻覚　37
嫌酒薬　114
倦怠感　71, 102, 112
幻聴　64, 80
原発性不眠　45
健忘　35

抗α₁作用（アドレナリンα₁受容体遮断作用）　14, 126, 146
抗D₂作用（ドパミンD₂受容体遮断作用）　14, 64, 77, 81, 140, 144, 146
抗HT作用（ヒスタミンH受容体遮断作用）　14, 146
抗HT受容体刺激　14
口渇　14, 71, 82, 126
効果不十分　16
高血圧　21, 65, 138
高血圧クリーゼ　138
高血糖　71, 82, 151
抗コリン作用　14, 126
抗コリン薬　73
抗精神病薬　71, 143
抗ヒスタミン作用　126
抗不安作用　97
口部振戦　76
高プロラクチン血症　142, 147
興奮　105
抗利尿ホルモン不適合便秘症候群　71
高齢者　34, 100, 104, 108

さ

再発予防　69
催眠　126
三環系抗うつ薬　21, 122
　, 構造　123
　, 分類と特徴　122, 129

し

ジアゼパム等価換算表　54
シクロピロロン系睡眠薬　21
思考抑制　9
自己調整　74
自殺　55, 130, 138
脂質異常症　21
自然災害　118
ジフェニルブタンピペリジン系抗精神病薬　147
ジベンゾジアゼピン系抗精神病薬　153
社会不安障害　92, 92, 133
重大な副作用　71
十二指腸潰瘍　140
熟眠薬　81
症状改善　56
情緒不安定　118
常用量依存　165
食欲不振　105
心機能障害　71
神経因性疼痛　137
神経症圏　90, 92, 96, 117
震災　118
振戦　14, 37, 76, 134
深部静脈血栓症　71

す

錐体外路症状（錐体外路障害）　30, 71, 73, 77, 81, 146
睡眠改善薬　140
睡眠薬の減量・中止方法　59
頭重感　54, 102
頭痛　14, 112
ストレス耐性　66

ストレス発散　118
せ
性機能障害　14
精神神経用剤　75
生理不順（月経不順）　142,
セロトニン受容体遮断・再取り込み阻害薬　139
セロトニン受容体遮断作用　157
セロトニン症候群　30, 134
セロトニン・ドパミン遮断薬　64, 81, 148
セロトニントランスポーター　132, 135, 136, 140
セロトニン・ノルアドレナリン再取り込み阻害薬　12, 136
 ，特徴　137
線維筋痛症　137
漸減・漸増法　79
前向性健忘　165
喘息　32
選択的セロトニン再取り込み阻害薬　2, 124, 132
 ，構造　133
 ，特徴　134
全般性不安障害　137
せん妄　35, 82, 100
そ
躁うつ病　41
双極性障害　36, 40, 172
 ，うつ状態　40
 ，躁状態　36, 172
 ，Ⅱ型　43
躁状態　36, 41
早朝覚醒　47, 52
躁病　37, 41
即時切り替え法　79
た
体重増加　65, 71, 82, 85
対症療法薬　43, 66

大腸刺激性下剤　22
多元受容体標的抗精神病薬　81, 85, 153
 ，受容体作用　154
多剤併用　24, 80
 ，大量療法　144
脱抑制　35
短時間作用型抗不安薬　33
短時間作用型睡眠薬　26, 29, 33, 47
断酒治療　112
ち
チアジド系利尿薬　39
チエノジアゼピン系抗不安薬　25, 33, 161
チエノベンゾチアゼピン系抗精神病薬　153
チエピン系抗精神病薬　147
遅発性ジスキネジア　71, 142, 146
中間作用型抗不安薬　37
中間作用型睡眠薬　52
中毒性表皮壊死融解症　174
長時間作用型抗不安薬　29
超短時間作用型睡眠薬　21, 44
腸溶性徐放錠　41
鎮静　14, 18, 126
て
定型抗精神病薬　37, 77, 81, 143
定時服薬　47
適応障害　116
テレパシー体験　64
てんかん治療薬　41
転倒予防　50
と
等価換算表　54
統合失調症　64, 68, 72, 76, 80, 84, 143
 ，抑うつ状態　29
疼痛緩和　137
突発性睡眠　62

ドパミン　125
ドパミンアゴニスト　62
ドパミン・システムスタビライザー　157
　，作用機序　158
ドパミン・セロトニン遮断薬　81
トリアゾロベンゾジアゼピン系抗不安薬　97
頓服　56

な
難治　24，28，80

に
日内変動　25
乳汁分泌（乳汁漏出）　142，147
入眠困難　44，52
尿閉　126
妊娠　39
認知機能　3
認知症（認知障害）　55，85，104，108
認知症治療薬　176

ね

の
眠気　14，33，42，50，102，126，129
脳血管障害　71，151
ノルアドレナリン再取り込み　123
ノルアドレナリン作動性・特異的セロトニン作動性抗うつ薬　16，139
　，作用機序　141
ノルアドレナリン受容体刺激　14
ノルアドレナリントランスポータ　128，136

は
徘徊　111
肺塞栓症　71
排尿障害　138
パーキンソン病　61
パーキンソン病治療薬　75
パーキンソン様症状　81，142，146
白血球減少症　71
パニック障害　3，88，92，133
バルビツール酸系睡眠薬　164，167，構造　168
半減期　54
反跳性不眠　46，56，165
ハンドクリーム　98

ひ
ピクロトキシン　164
非ステロイド性消炎鎮痛薬　39
非定型抗精神病薬　28，64，77，81，85，100，148
皮膚粘膜眼症候群　174
非ベンゾジアゼピン系睡眠薬　44
病相期　43
頻脈　134

ふ
フェノチアジン系抗精神病薬　47，81，143
不穏　105
賦活作用　55
賦活症候群　3，134，135
腹圧性尿失禁　137
副作用　14，71
不随意運動　71，81
ブチロフェノン系抗精神病薬　77，143
部分作動薬　157
不眠　26，32，112，151
不眠症　44，48，51，52
ふらつき　50

へ
ベンザミド系抗精神病薬　143
ベンズイソキサゾール系抗精神病薬　148
ベンズイソチアゾール系抗精神病薬　148
ベンゾジアゼピン系薬　3，21，26，29，33，37，47，52，54，160
便秘　14，20，30，71，81，82，126，151

ま
麻痺性イレウス　30, 71, 147
慢性肝疾患治療薬　113

み む め
水中毒　67
無顆粒球症　71
めまい　37, 71

も
妄想　37
持ち越し効果　165
モノアミントランスポーター　123

や
夜間せん妄　101
薬剤中止　56
薬剤変更　12, 52, 76

よ
薬識　8
四環系抗うつ薬　25, 128
　，構造　130
　，分類と特徴　129

ら
ラット高架式十字迷路試験　133
ラビットシンドローム　76

り
離脱　165
リチウム中毒　174

る れ
ループ系利尿薬　39
レストレスレッグス症候群　60

著者紹介

竹内　尚子（たけうち　ひさこ）
トライアドジャパン株式会社
取締役副社長・薬事営業本部　本部長

経　歴

1979年　北里大学薬学部卒業，
　　　　北里大学病院薬剤部入職
1986年　北里大学東病院薬剤部へ異動
1987年　同　薬剤部　精神科病棟担当
1992年　同　薬剤部DI・試験係係長
1998年　博士号（医学）を取得
2000年　トライアドジャパン株式会社かもめ薬局北里健康館　薬局長
2006年より現職

その他

日本病院薬剤師会精神科病院委員会委員（2012年5月まで）
日本緩和医療薬学会理事
神奈川県薬剤師会理事
相模原市薬剤師会理事
北里大学薬学部非常勤講師

ここが知りたかった向精神薬の服薬指導

2012年10月20日　第1刷発行
2013年12月10日　第3刷発行

著　者　竹内尚子
発行者　小立鉦彦
発行所　株式会社 南 江 堂
　〒113-8410 東京都文京区本郷三丁目42番6号
　☎（出版）03-3811-7426　（営業）03-3811-7239
　ホームページ http://www.nankodo.co.jp/
　振替口座 00120 1 149

印刷・製本 日経印刷

Ⓒ Nankodo Co., Ltd., 2012

定価は表紙に表示してあります．
落丁・乱丁の場合はお取り替えいたします．

Printed and Bound in Japan
ISBN978-4-524-26435-3

本書の無断複写を禁じます．

JCOPY 〈（社）出版者著作権管理機構 委託出版物〉

本書の無断複写は，著作権法上での例外を除き，禁じられています．複写される場合は，そのつど事前に，（社）出版者著作権管理機構（TEL 03-3513-6969，FAX 03-3513-6979，e-mail：info@jcopy.or.jp）の許諾を得てください．

本書をスキャン，デジタルデータ化するなどの複製を無許諾で行う行為は，著作権法上での限られた例外（「私的使用のための複製」など）を除き禁じられています．大学，病院，企業などにおいて，内部的に業務上使用する目的で上記の行為を行うことは私的使用には該当せず違法です．また私的使用のためであっても，代行業者等の第三者に依頼して上記の行為を行うことは違法です．

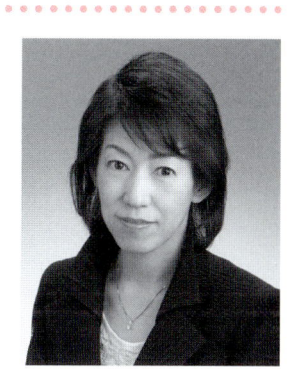